ヒトはなぜ坐れるのか？

比較形態学からみた身体運動と姿勢の再発見

藤澤 宏幸 著

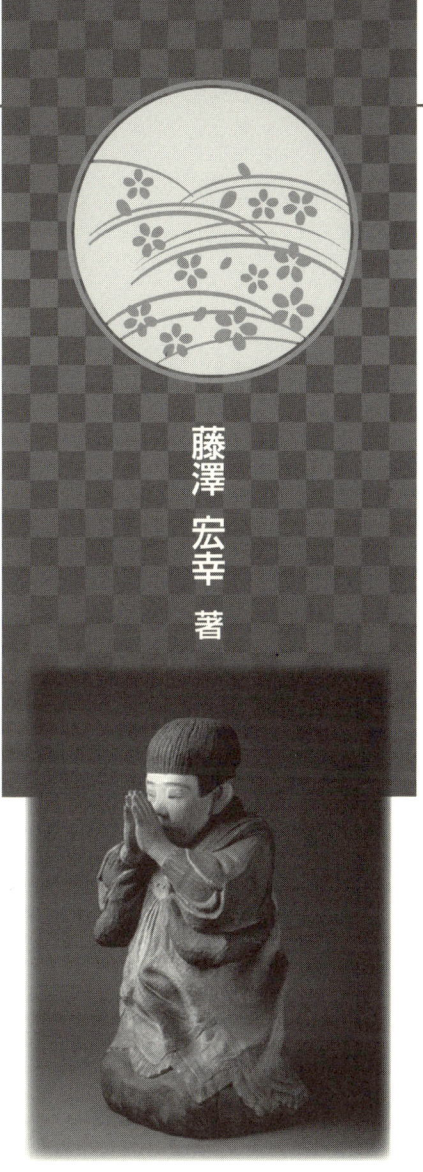

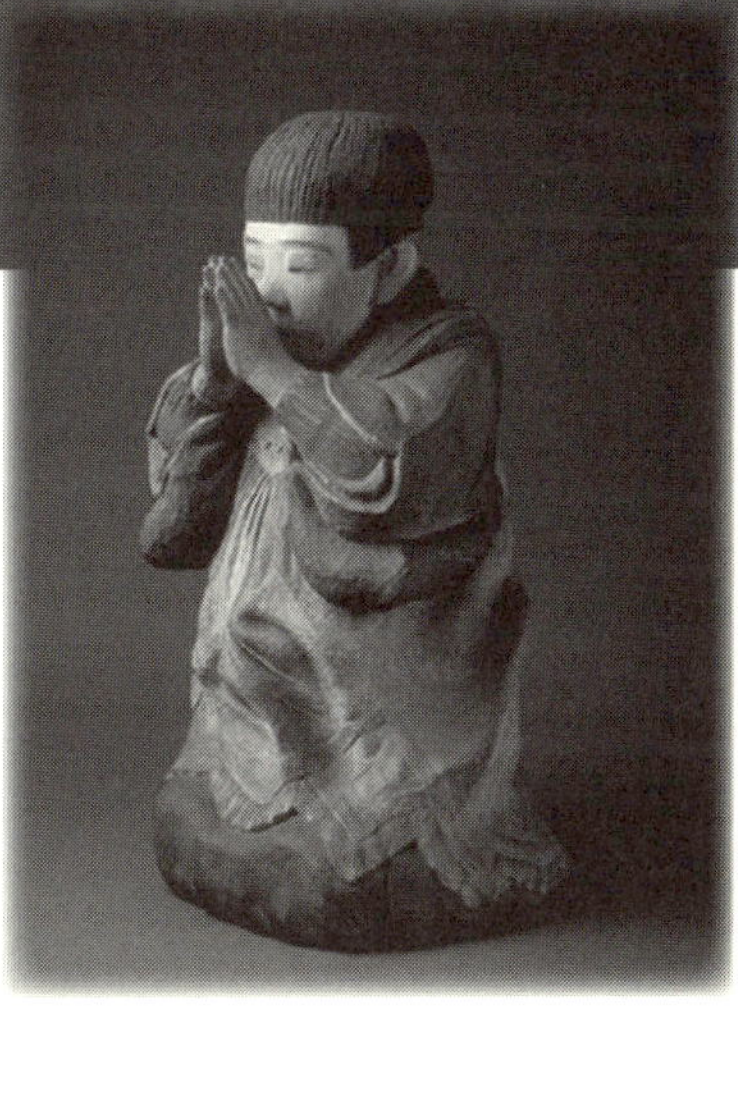

北樹出版

序

　ヒトの身体運動を探求する者にとって、その精緻な動きには驚嘆することばかりです。しかし、ただ驚いてばかりもいられません。ヒトの身体運動は長い進化の過程によって獲得されたものであると考えられるからです。その意味で、他の動物と比較することで、ヒトの運動の特徴が見えてくるのではないかと想像力を掻き立てられます。特に姿勢や関節運動は骨の形態に大きく依存し、外界へ適応するための多様な変化が骨に刻まれてきました。

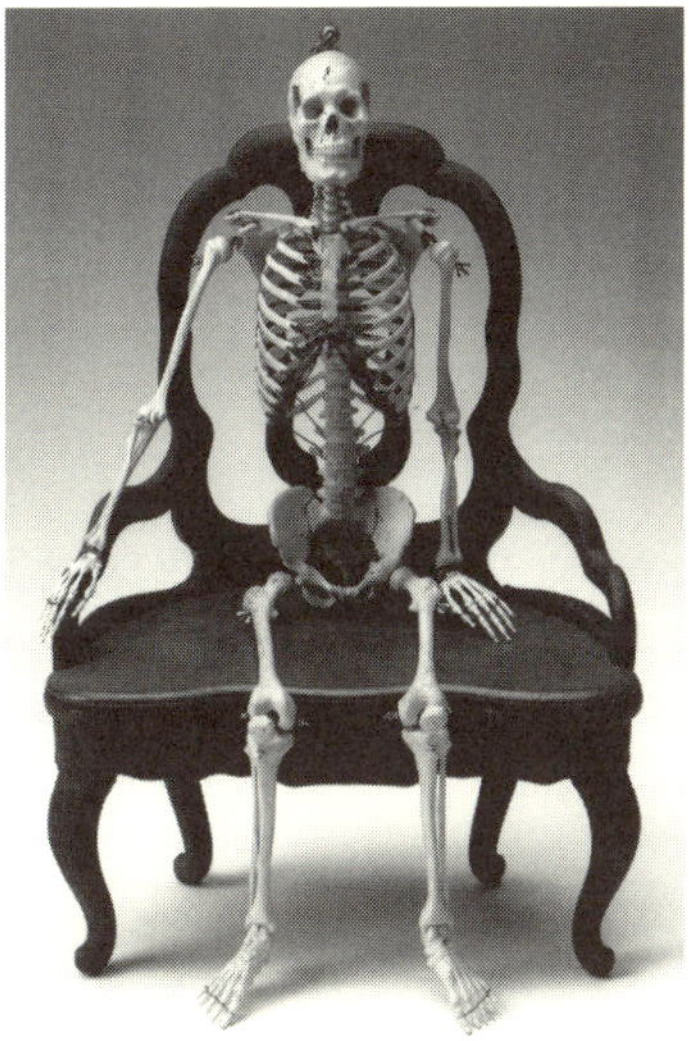

人体骨格
（旭玉山作、明治時代、東京藝術大学所蔵）

　日常生活で当たり前と思っている運動や動作が、ヒトだけに許されたものであるとしたら、それを可能にしているものは何であるのかという疑問が湧いてきます。解剖学を基礎にして形態から機能（運動）へと進むのではなく、身体運動の不思議に端を発し、形態にその根源を探る旅を楽しみたいと思います。

本書では身体運動学や解剖学に馴染みのない方にも楽しんでいただくため、巻末に付録として骨と身体運動の名称を図示しましたので、参考にして下さい。

目次

1

ヒトはなぜ坐れるのか？

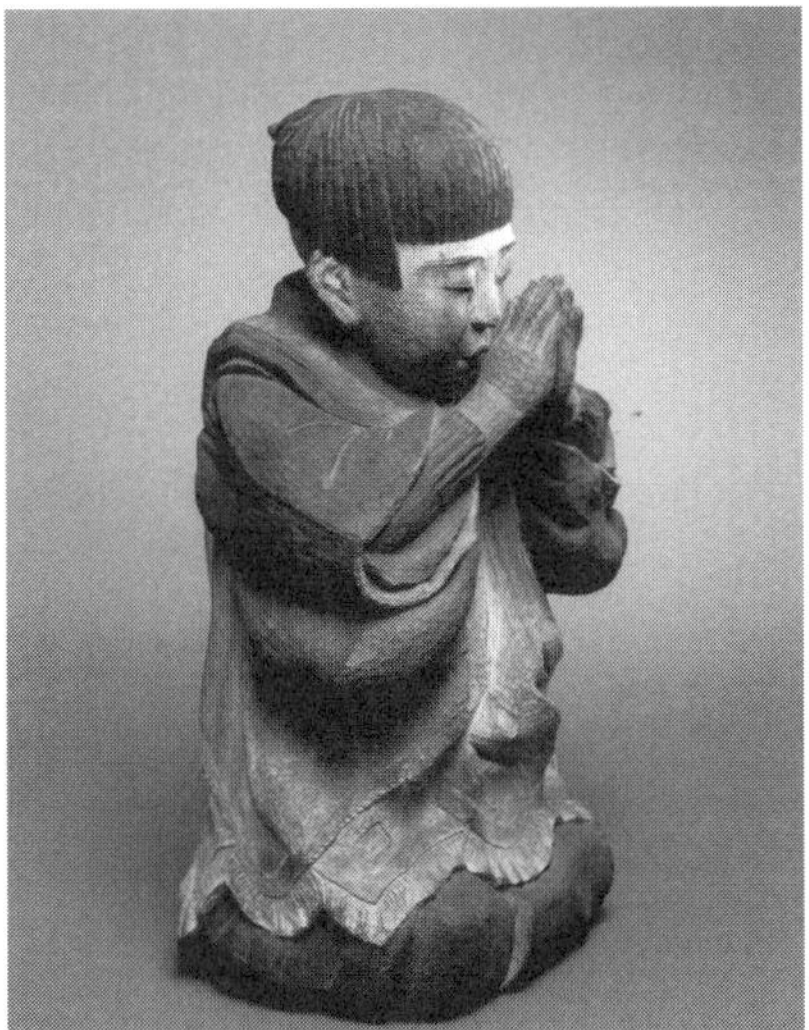

或日の少女（橋本平八作、1934年、東京藝術大学所蔵）

1

胡坐《あぐら》をとるのはヒトだけか

坐るという日常的な姿勢、特に胡坐はよく見ると不思議な姿勢です。他の動物で、ヒトと同じような坐り方をしているのを見たことのある人はいないでしょう。類人猿でもそんなに脚を開くことはできないため、遠くからでも胡坐をとるシルエットを見れば、ヒトと分かるという理屈です。

胡坐で特徴的なのは、股《こ》関節の構えです。脚を曲げ、大きく膝を開いた状態は、身体運動学では股関節屈曲・外転・外旋という複合運動として表現されます。サル目を含めて、四足動物は前後方向の動きが主ですが、ヒトでは脚を開くという運動が可能となりました。このことは、二足歩行とも深く関係しています。すなわち、二足歩行では片足で立つことが必要となり、その際の進行方向の転換を片足で実現しなくてはならなくなったのです。また、茂みで敵から身を隠し横向きに進むということも生存競争のためには必要でした。そのため、大腿骨骨頭《こっとう》はきれいな球形をとり、球《きゅう》関節（臼状《きゅうじょう》関節）という可動範囲の広い関節が形成されたのです。

哺乳類のなかでヒト以外に大きく脚を広げる必要のあるものには、ムササビなど滑空する動物があげられます。それらの種は、大腿骨骨頭が球形をしているのが特徴です。可動域が大きくなっても、脱臼するのを防ぐことができる構造であることによります。また、クマやテンなど起立動作を頻繁に行う動物でも、大腿骨骨頭はきれいな球形に近くなる特徴を持っています。関節の動きが大きくなっても大腿骨骨頭が球形であれば、どの構えでも荷重（身体の重さ）を均等に受けることが可能になるからです。

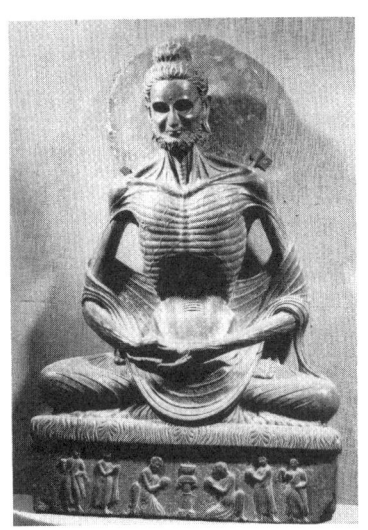

釈迦牟尼苦行像

（久野健編『東洋仏像名宝辞典』東京堂出版 1986、口絵 p20より、パキスタン　ラホール博物館所蔵）

さて、日本人の坐法の多様性は世界的に見ても類をみません。坐禅における結跏趺坐《けっかふざ》をはじめ、足の裏を合わせる楽坐《らくざ》、片脚を立てる歌膝《うたひざ》（輪王坐《りんのうざ》）、さらには正坐の系列にも両足を外に崩す割坐《わりざ》などがあります。割坐は俗に言う「女の子坐り」ですが、後ろから見ると亀の姿に似ていることから亀居《かめい》とも呼ばれています。多くの坐り方にそれぞれの名称を持つのは、日本人の生活が坐の文化に根ざしている証拠であり、ヒトのなかでも特異な存在であるのは間違いなさそうです。

2

正坐に秘められた足首の仕組み

日本人にとって今でも日常的な姿勢である正坐は、端坐《たんざ》とも呼ばれ、近世にはきちんと坐ることの代名詞となっていました。大正時代に、椅子での生活が国策として勧められたこともあり、徐々に腰かけ坐位（椅坐位＝きざい、いざい）が日常的になってきたものの、日本では正坐をする機会はまだ多く、できないと困ることが多いのも事実です。

さて、正坐には二つの着目すべき点があります。膝《しっ》関節がしっかり曲がり（屈曲）、踵が臀部《でんぶ》につくこと。もう一点は、下腿《かたい》の前面と足の甲（足背《そくはい》）の面が同じ平面を形成することです。膝がしっかりと曲がることは、類人猿にも見られることですから、ヒトだけの特徴とは言えないかもしれません。しかし、足背が下腿前面と同じ面を形成できるのは不思議です。写真のような足首（距腿関節《きょたいかんせつ》）の一方向の動きだけでは、

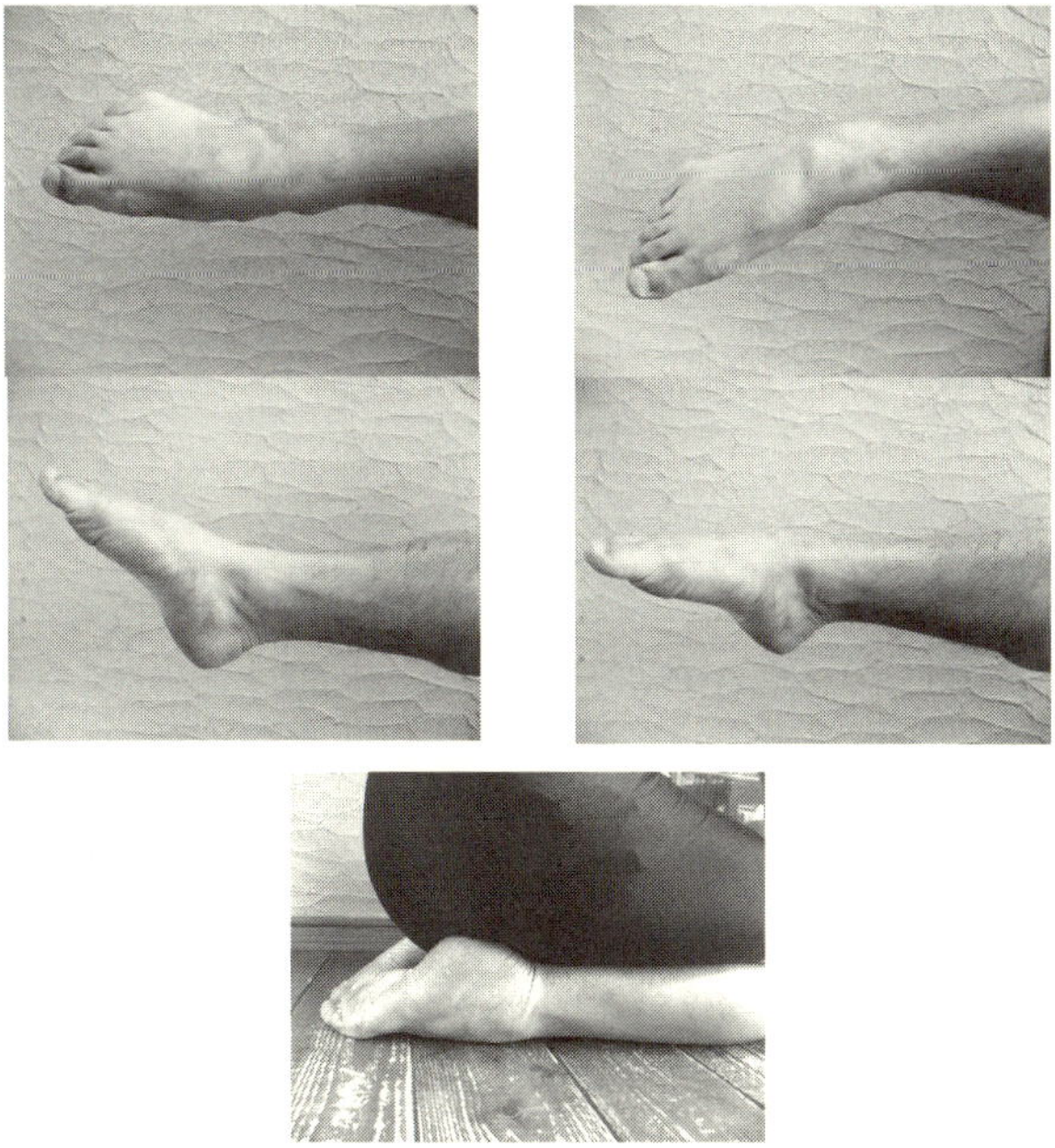

足部の動きと正坐

左：距腿関節で底屈すると下腿と足背が平行にならない。　右：距骨下関節で回外を加えると下腿と足背が平行になる。　下：右の形で正坐になる。

とても実現できないからです。ここで鍵となるのが距骨《きょこつ》下《か》関節《かんせつ》という、日常ではあまり意識されない関節です。足部の構造は外見よりも複雑であり、いくつもの小さな骨（足根骨《そくこんこつ》）が互いに関節面を形成しています。一般に足首の関節であると意識されているのは下腿の二つの骨、脛骨《けいこつ》と腓骨《ひこつ》が柄穴《ほぞあな》と呼ばれる構造をとり、距骨という足根骨とで関節を形成したものです。この距骨は皮膚の上から触れられるのはほんの一部分で、どのような形になっているのかがわかりにくいのも特徴です。ちょうど、内くるぶし（内果《ないか》）と外くるぶし（外果《がいか》）の間に挟まれています。この距腿関節は構造上、つま先を上げる（背屈《はいくつ》）と下げる（底屈《ていくつ》）という一方向の運動（一軸性）だけが可能です。そこで、登場するのが距骨下関節です。踵を形成する骨（踵骨《しょうこつ》）はとても触りやすいので誰もが分かりますし、アキレス腱がついているので足の要となる骨です。その踵骨と先ほどの触ることが難しい距骨で形成されているのが距骨下関節です。この関節の特徴は回内・回外という、距腿関節での底屈・背屈とは異なる方向の運動を行えるという点にあります。やっと話がここまできました。ヒトは距腿関節の底屈と距骨下関節の回外の複合運動によって、下腿の前面と足背の面が同じ面を形成し、正坐ができるようになったのです。正坐もヒトならではの姿勢なのですね。

3

椅子に坐るために好都合なお尻

四足動物では前方への推進力を得るためにハムストリングスという大腿後面の筋が発達しています。ウマの骨格（第六章五三頁参照）と筋を見ても、ヒトに比して大腿前面よりも後面の筋が発達しているのが分かります。私たちが立派なお尻と思ってい

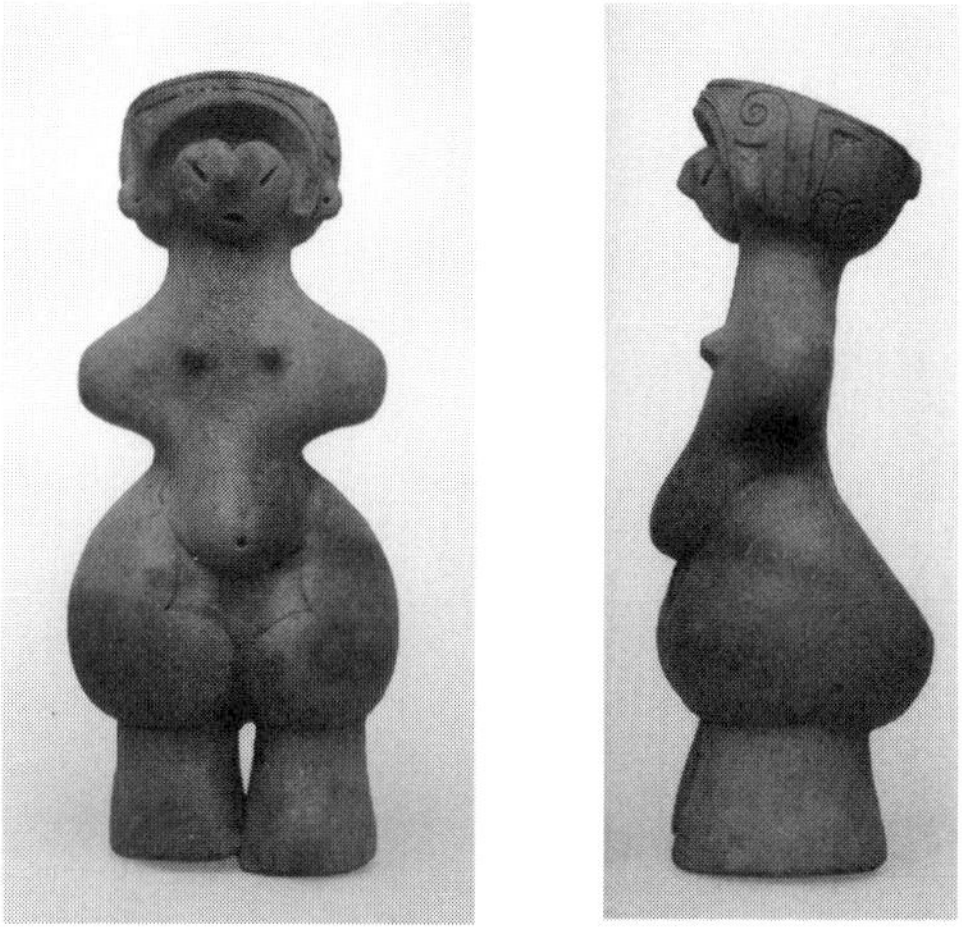

国宝　土偶（縄文のヴィーナス）

（長野県茅野市米沢棚畑遺跡出、茅野市尖石縄文考古館所蔵、写真提供）

る部分は、発達した大腿部が中心です。それらを構成しているおもな筋としては、大腿二頭筋《にとうきん》、半腱様筋《はんけんようきん》、半膜様筋《はんまくようきん》があげられます。ヒトでは大腿後面の内側に半腱様筋、外側に大腿二頭筋の腱がはっきりと浮き出ていますから触って確認してみてください。

さて、ヒトが椅子に腰かける際に支える土台となるのが、坐骨結節《ざこつけっせつ》と呼ばれる骨盤を構成する坐骨の突出部です。骨盤は左右の寛骨《かんこつ》と仙骨《せんこつ》から構成されますが、寛骨は腸骨《ちょうこつ》、坐骨《ざこつ》、恥骨《ちこつ》の総称です。坐骨結節を土台としながらも、腰かける際には臀部についた厚い筋が、一箇所に圧のかかることを防いでくれています。この分厚い筋は、ヒトで特異的に発達した大殿筋《だいでんきん》です。ヒトほど大殿筋が発達している動物はおらず、ウマなどの四足動物では浅殿筋《せんでんきん》と呼ばれ、後肢に荷重されたとき骨盤を支えて、側方への安定性を高める機能を持ちます。

四足動物ではハムストリングスと比較して小さかった大殿筋が、ヒトで発達した理由は二足歩行にあります。ヒトが二足で立ったときに、大殿筋は股関節に対する筋の位置が変化し、側方への安定性のみならず、前後方向の安定性にも寄与するようになりました。すなわち、二足歩行の結果として、片足で立つことが必然となり、大殿筋の発達を促したのです。このことが、ヒトにおいて長時間椅子に坐っていることを可能にしたとも言えるのです。

2

ヒトはなぜ
仰向けで寝られるのか？

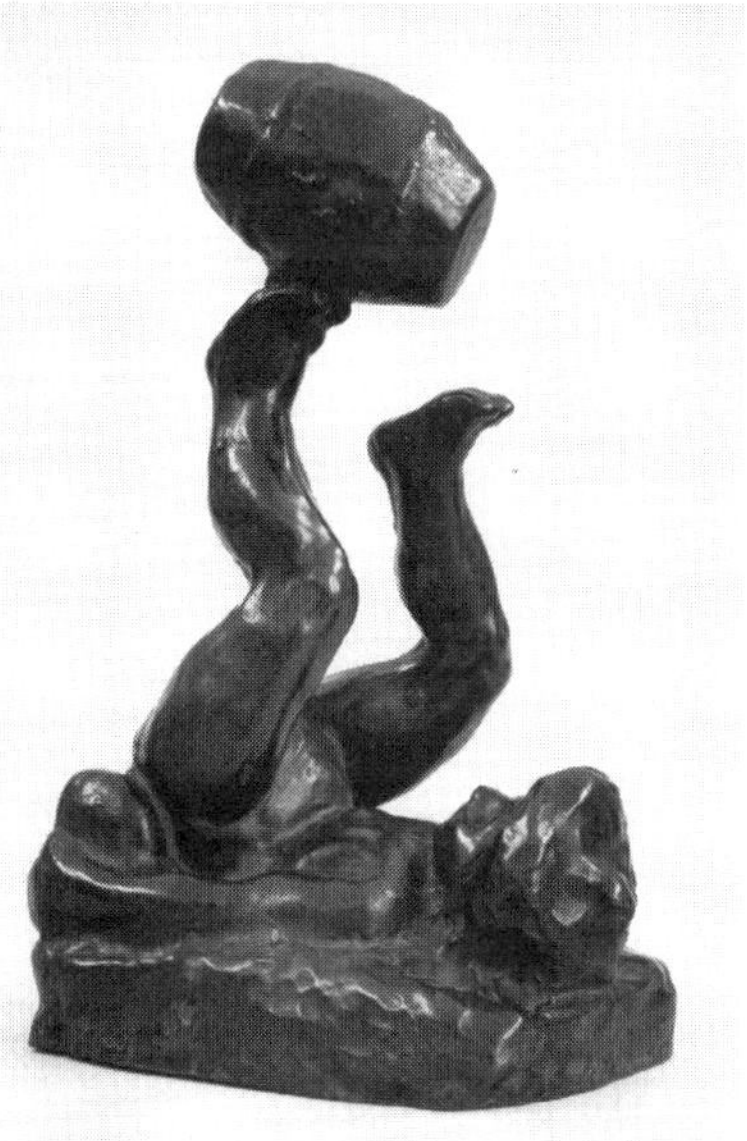

足芸（戸張孤雁作、1914年、碌山美術館所蔵）

1

背中の大きな突起

ウマなど四足動物の背中に、大きな突起が皮膚を通して浮き出ているのを見た人は多いのではないでしょうか。その骨突起はヒトよりもずいぶんと大きいので、とても仰向けに寝られそうもありません。これは脊椎の一部で棘突起《きょくとっき》と呼ばれ、ヒトでは頭を下げたときに頸の付け根に触ることができます。ところで、脊柱《せきちゅう》は小さな椎骨《ついこつ》が幾層にも重なり合ったものの総称です。ヒトにおいては、頸椎《けいつい》七個、胸椎《きょうつい》十二個、腰椎《ようつい》五個、仙椎《せんつい》五個、尾椎《びつい》三～四個の椎骨からなります。また、頸椎で最も大きな棘突起を持つのは第七頸椎で、そのために隆椎《りゅうつい》とも呼ばれています。

脊柱の主な機能としては、（1）体の土台としての機能（支持機能）、（2）体幹運動の機能、（3）内臓および血管の保護機能（胸郭も含めて）、があげられます。（1）は屋台骨として頭部と四肢（手足）の運動を支持すること、（2）は脊柱自体も動いて柔軟な身体運動をつくり上げていること、（3）は重要な臓器である脊髄・肺・心臓・血管を保護していることです。そのために、脊柱の骨は靱帯《じんたい》、筋でしっかりと補

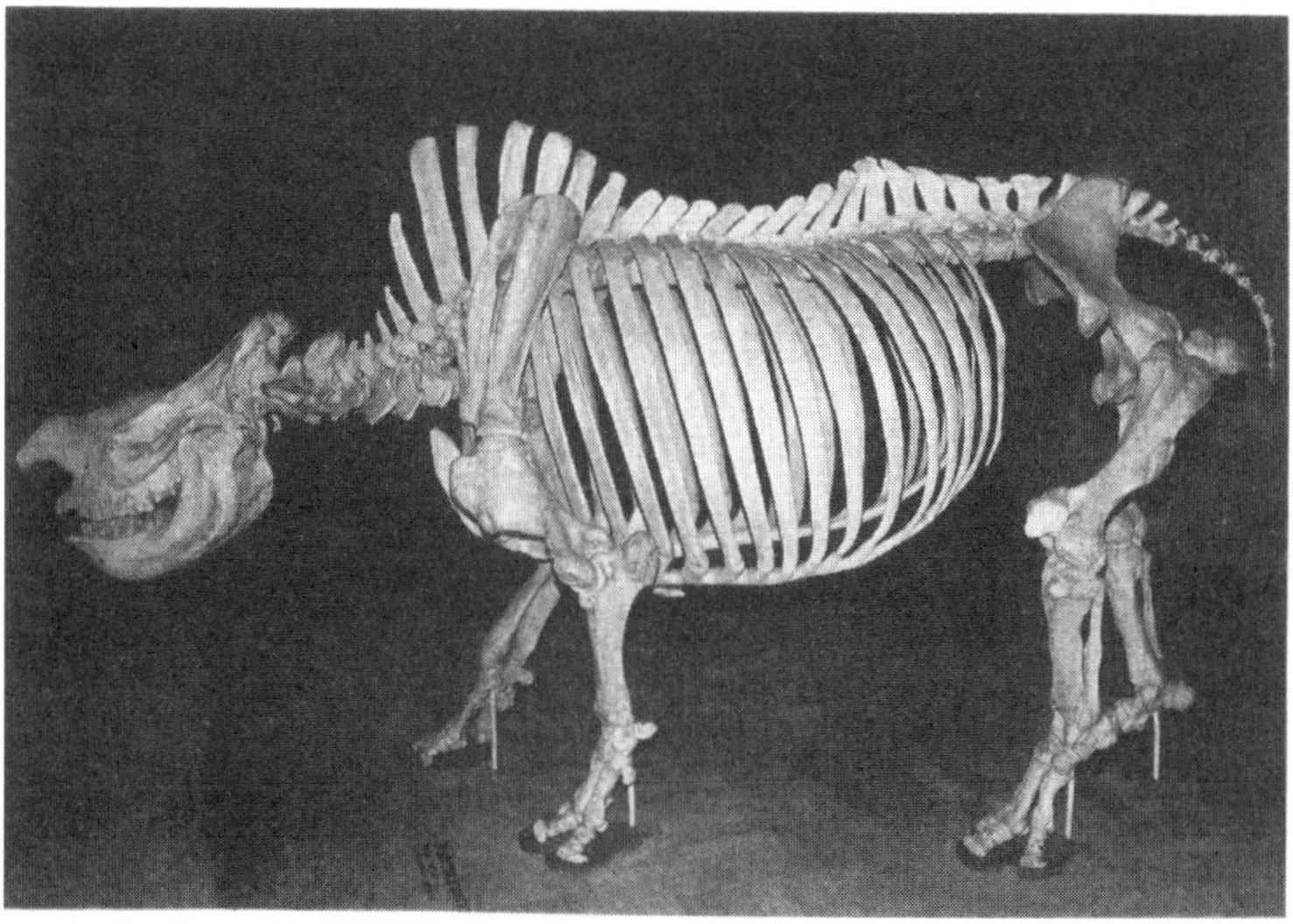

サイの骨格標本

（神谷敏郎『骨の動物誌』東京大学出版会1995、p83より、フランクフルト自然史博物館所蔵）

強されています。実は、先ほどから出てきている棘突起は、大きな筋が付着するために発達しているのです。頭部の重い四足動物や、角などで相手を威嚇する動物などでは特に筋が発達し、その大きな筋に十分な付着部を与えるために骨も隆起しているのです。ヒトでは直立していることが多いため、頸の周囲のみならず腰の部分（腰椎）の棘突起も発達しているのが特徴の一つです。脊柱《せきちゅう》起立筋《きりつきん》と総称されていますが、棘筋《きょくきん》、最長筋《さいちょうきん》、腸肋筋《ちょうろくきん》が棘突起を中心に左右に付着して背中の丸みを形成し、胸椎以下では棘突起を覆うほど発達しているので、仰向けに寝ても痛くないというわけなのです。

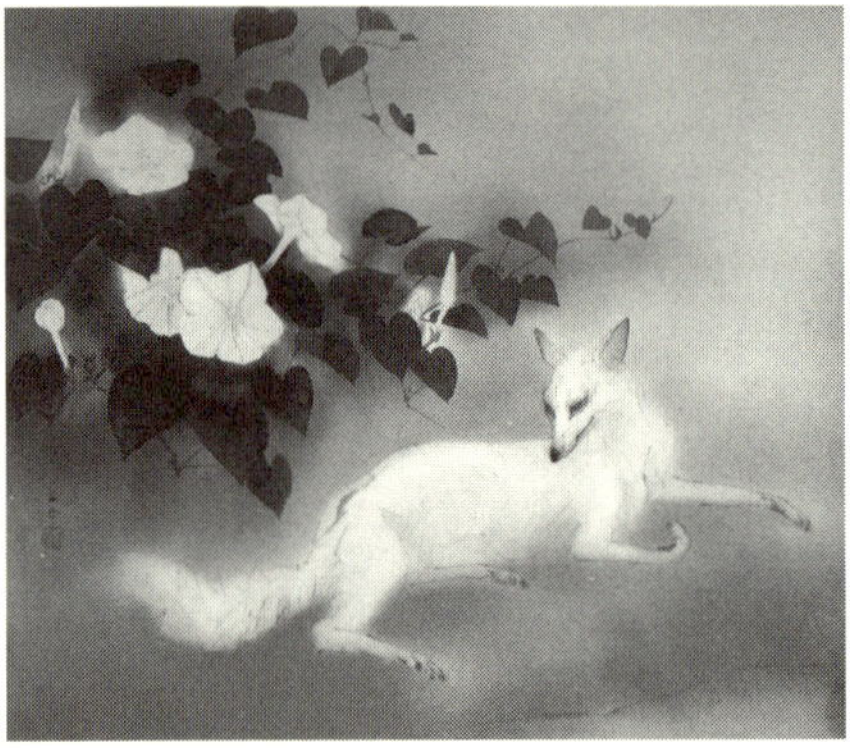

夏夕（橋本関雪、1941年、足立美術館［島根県安来市］所蔵）

2 イヌが横向きに寝るわけ

四足動物は立っているときに腕でも体重を支えるため、上腕骨の丸い骨頭と関節をつくっている肩甲骨の関節窩《かんせつか》は地面の方を向いています。一般に肩《けん》関節と言われているこの関節は専門用語としては肩甲上腕関節《けんこうじょうわんかんせつ》と呼ばれ、股関節と同じ球関節です。移動手段は生命戦略にとって重要ですから、肩甲骨が安定するように胸郭《きょうかく》は左右に狭く、上下に厚くなっています。また、骨盤もヒトとは異なり、左右よりも上下に厚くなっています。しかも、四足動物は股関節をすっかり伸ばすことができませんし、大きく開くこともできません。自然と脚から横に倒れ、胸郭の収まり具合と合わさって横向きになるのです。

ところで、同じ姿勢で寝ていると、実は大変恐ろしい褥創《じょくそう》（床ずれ）ができます。圧迫により皮膚への血流が低下し、細胞が壊死《えし》してしまうのです。ヒトは仰向けになって寝ることができますが、一日中そのままの格好で寝ていたならば大変危険です。特に骨の出ている部位は危険部位で、後頭部、仙骨部（お尻の真ん中）、それに踵です。また、横向きに寝ると不安定ですし、肩、大《だい》転子《てんし》（お尻の横のでっぱり）、外果《がいか》（そとくるぶし）での圧が高まります。そこでヒトは色々な寝具を使って圧を分散させる工夫をしています。最近流行の低反発クッションや枕もその一つです。一方で、圧が分散されると、力が抜けてリラックスできる効用もあります。他の動物は便利なものがなかなかないので、寝返りしながら適当に除圧しています。

　さて、私はといえば、太古の昔、体重の重かった恐竜などはどうやって寝ていたのか、重いので寝返りは頻繁にできなかったのではないか、それで褥創にはならなかったのか、などと気になることがたくさんあって、最近は安眠できません。だれか良い安眠方法を教えてくれませんか。

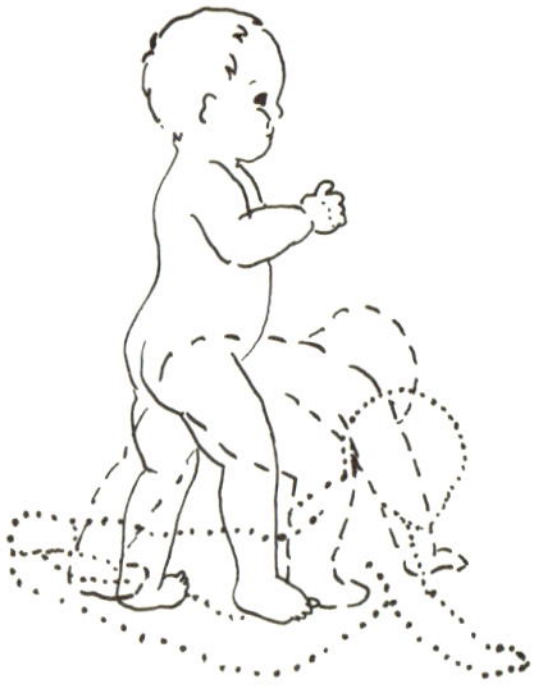

乳児の立ち上がりパターン

3 寝返りは意外と大変

仰向け（背臥位《はいがい》）に寝られることがヒトの特徴の一つではありますが、うつ伏せ（腹臥位《ふくがい》）はどうでしょうか。夜寝る際に、仰向けよりうつ伏せで寝るヒトが少ないのは、胸郭を圧迫することで呼吸が苦しくなることが理由の一つとしてあげられます。成人ではうつ伏せになることが少ないのですが、その一方で、発達段階、特に新生児から1歳までにおいては実はうつ伏せが重要な姿勢となるのです。

仰向けに寝ている生まれたばかりの赤ん坊を見ていると、手足をばたつかせて、親の立場からすると無垢とはこのようなことをいうのかと思います。身体運動学の立場からすると、上肢や下肢には協調性がなく、原始反射と呼ばれる基本的な姿勢反射に支配されている状態です。分かりやすい反射の一つに、非対称性頸反射《ひたいしょうせいけいはんしゃ》があり、首の動きに合わせて上肢と下肢の筋活動が反射的に引き起こされるものです。具体的に言いますと、頭を左に向けると左の上下肢が伸び、反対に右の上下肢は曲がるという反射で、新生児は大の字になって首の動きに合わせて体の外側で手足を曲げたり伸ばしたりしています。この反射は四足歩行の名残《なごり》とも言われていますが、ヒトの運動に関してはこのような反射が基盤にあり、それらが統合されて自分の意志で動かす随意性との間で複雑な動作を可能にしているのです。

さて、あらためて非対称性頸反射を考えてみますと、頭を向けた方の上肢が伸び、反対の腕は耳元で曲がっているとしたら、口に手をもってはこられません。生命維持の基本である食事さえもできないことになります。それでは困りますので、生後2〜3ヵ月になりますと、ようやく手を体の中心（正中線《せいちゅうせん》）へ持ってこられるようになります。何かを両手で把持《はじ》することができるようになるのです。それから両足を対称的に持ち上げられるようになり、口まで届くようになります。ここまでくると次は正中線を越えて、横向き（側臥位《そくがい》）に、さらにはうつ伏せになる段階です。成人の場合には腕から体を回す方法と、一方の脚を先に対側へ交叉させ体を回す方法がありますが、乳児の場合には脚をあげてその重みで横向きになり、何かの拍子でうつ伏せになることが多いようです。発達段階においては、うつ伏せになってから四《よ》つ這《ば》い位《い》をとるようになり、重力に対抗する手段を身につけることが重要になるのです。

それにしても、ヒトにとって仰向けは形態学的に安定した姿勢です。そこから、寝返るためには、腕にしろ、脚にしろ、正中線を大きく越えて対側へ動かし、重心を側方へ移動することが必要になります。すなわち、うつ伏せになるということは、大きな可動域を有するヒトの肩関節や股関節ならではの特徴を存分に発揮してできることなのです。

4

起き上がりに見るヒトのプロポーションの秘密

仰向けに寝ること自体、ヒトならではのことですが、そこから起き上がるのも他の動物にはまねできません。特に、寝返らないで、まっすぐに前方へ起き上がるなど、他の動物ではとても考えられないことなのです。

さて、まっすぐに起き上がることのできる秘密はプロポーションにあります。ヒトは成長とともにプロポーションが大きく変わることは誰もが知っていることかと思います。どれくらい変わるのか、体重心《たいじゅうしん》の位置の変化で見てみると、一目瞭然です。胎児の頃には鳩尾《みぞおち》にあった体重心の位置は、年齢とともに骨盤付近の高さまで下がってくるのです。バランスを崩さないで、まっすぐに起き上がるためには体重心線が床

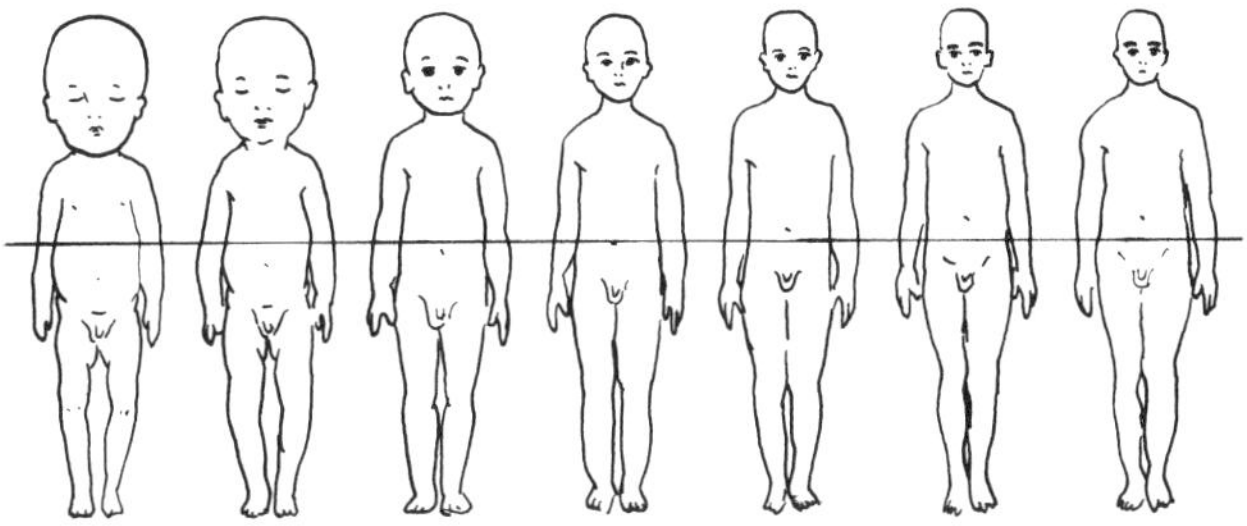

胎児から成人までのプロポーションの変化

と接している部分（支持基底面《しじきていめん》）に落ちている必要があります。成人でも臍の下あたりに体重心があるのでうっかりするとひっくり返ってしまいます。頭を上げ、手を足の方へ伸ばして、体重心線を支持基底面におさめながら起き上がるのです。しかし、2～3歳まではいくらそのような努力をしても、体重心が頭の方にあるものですからとても無理です。仕方ないので、一度寝返って、手と足を床について高這《たかば》い位《い》となってから立ち上がります。4～5歳になると、片肘をついて横に少し捻りながら前方へ起き上がれるようになってきます。その後、少しずつ成人と同じような動作を行えるようになるのです。

ところで、身長に比して体重の重いひとはまっすぐ起き上がることが難しくなります。また、何らかの要因で腹筋の筋力が低下すると寝返ってからでしか立ち上がれなくなります。また、体幹の柔軟性が低下しても、やはりまっすぐ起き上がるのが難しくなるのです。そのような状態を見ていると、普段何気なく起き上がれていることの有難さを感じずにはいられないのです。

3

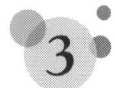

ヒトはなぜボールを投げることができるのか？

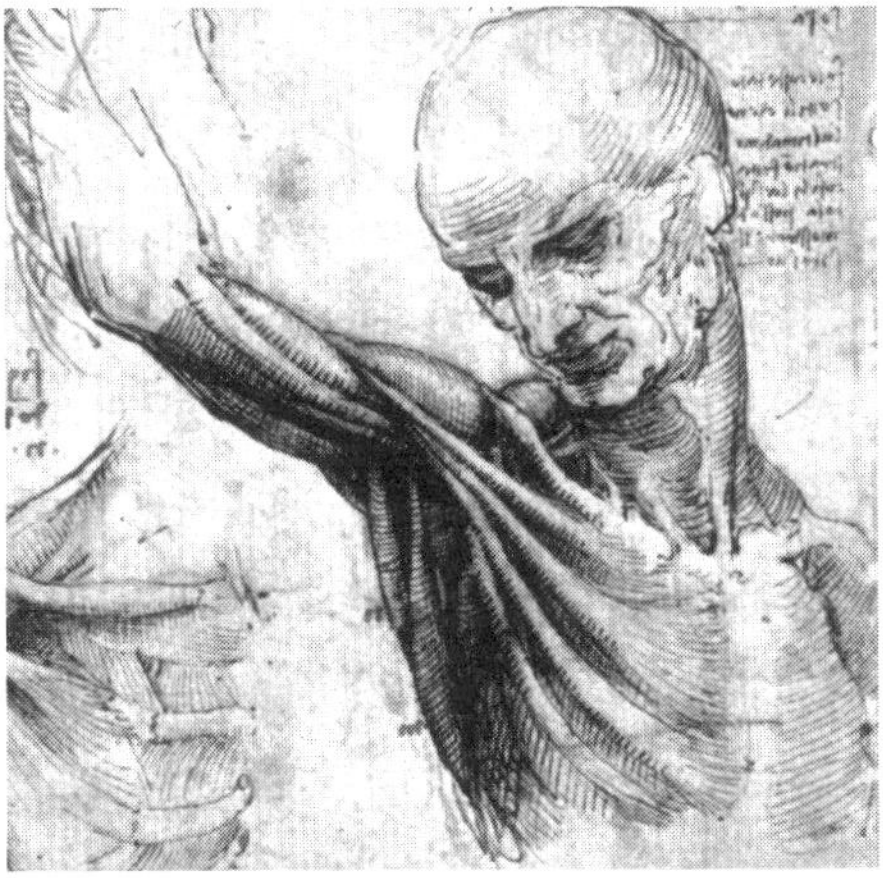

レオナルド・ダ・ヴィンチ

「胸部の筋肉の線描―解剖手稿」

（清水順一他訳『レオナルド・ダ・ヴィンチの解剖図』岩波書店、1982）

1

腕はからだの真ん中から始まる

肩の付け根に烏口突起《うこうとっき》という骨の突起があるのをご存知ですか。両生類や鳥類で発達している烏口骨の名残です。鳥では烏口骨が胸骨に上肢を連結するため、重要な役割を果たしていますが、ヒトでは鎖骨《さこつ》がその機能を担うこととなりました。一方で、烏口骨は小さくなり、今では烏口突起として肩甲骨に癒合《ゆごう》しています。ところが、小さくなってもその役割は重要で、腕や肩甲骨の運動に関与する筋や靱帯に付着部を与え、肩関節（肩甲上腕関節）の内側および上方の安定性に寄与しているのです。余談になりますが、烏口突起に付着する靱帯のなかに烏口肩峰靱帯《うこうけんぽうじんたい》という風変わりな靱帯があります。肩峰は肩の外側に容易に触ることのできる突起です。解剖学を習い始めた頃、靱帯なるものは異なる骨と骨を結合させるものと理解していましたから、何で同じ肩甲骨を結ぶ靱帯があるのだろうと不思議に思っていました。しかし、烏口突起はもともと別の骨であったということで一応は納得したわけです。それでも、何の役目があるのかは分かりません。後に、烏口肩峰靱帯は動きの大きくなった肩関節で上腕骨の関節部分にあたる骨頭が前上方へ脱臼しないように天蓋を形成しているのだということを知り、ようやく納得できたわけです。

さて、体の中心のことを体幹《たいかん》と呼びますが、腕は鎖骨を介して体幹を構成する骨の一つである胸骨（胸骨柄《きょうこつへい》）と連結しています（胸鎖関節《きょうさかんせつ》）。胸の真ん中にある硬い部分が胸骨ですが、その上端の左右に突出した部分があります。これが鎖骨頭《さこっとう》です。腕の始まりである証拠に、腕を挙上すると骨が動いて鎖骨頭が触れなくなります。また、ヒトでは胸郭が左右に長くなっているので、鎖骨も随分と長くなりました。ただ、長いといってもまっすぐではなく、S字型をしています。これにも理由があり、頸の脊髄《せきずい》（頸髄《けいずい》）から出ている腕の神経（腕神経叢《わんしんけいそう》）の通り道（胸郭出口《きょうかくでぐち》）を確保しているのです。最終的には、鎖骨は肩の前あたりで肩甲骨の突起である肩峰と関節をつくり（肩鎖関節《けんさかんせつ》）、肩甲骨が腕の運動とともに動くのをコントロールしています。四足動物の多くでは鎖骨までも退化しており、肩甲骨は体幹と真の関節

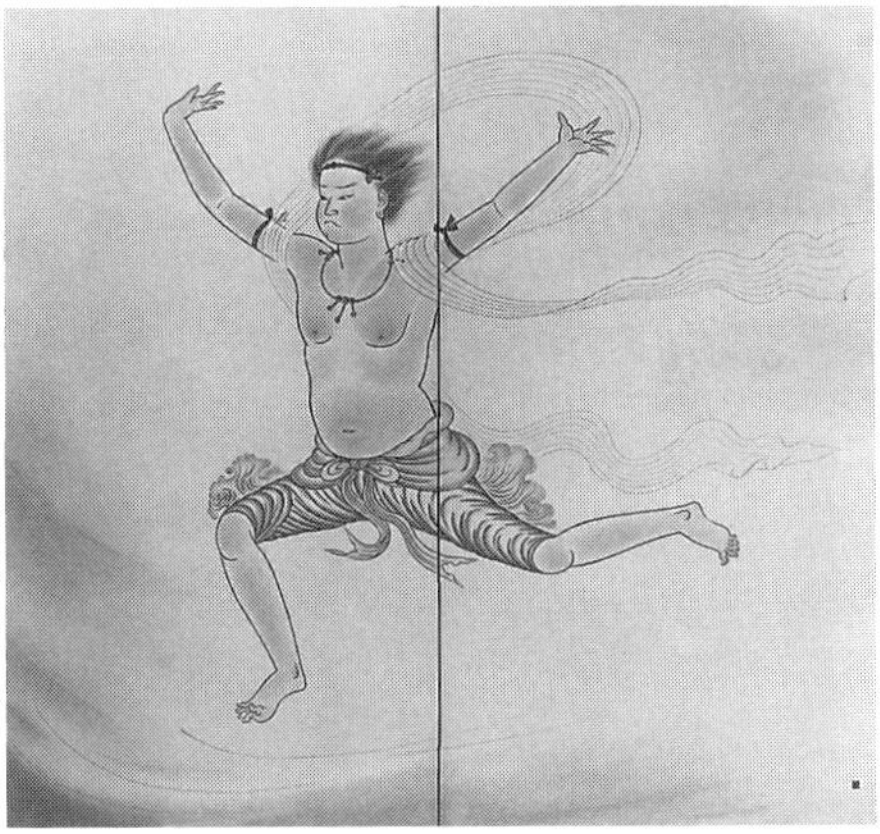

風神図（安田靫彦作、二曲一双のうち、向って右隻、1929年、遠山記念館所蔵）

を形成することなく筋結合によって保持されているのですから、別の意味で驚きです。そのように考えますと、鎖骨のあるお蔭で投げる動作に必要な肩甲骨の動きが安定し、鞭のように腕を使えるといってもも過言ではないのです。

2 肩甲骨の移動

腕のコントロールの要は鎖骨ですが、実際の運動の基礎は肩甲骨にあります。肩甲骨が土台で、腕がその上に取り付けられていると考えてもよいでしょう。ところで、腕が身体の荷重から解放されて自由になったからといって、ヒトらしい腕を横に広げるような運動ができるとは限りません。小さなサルの仲間では樹上生活が中心ですから大きく腕を広げることはありません。一方、テナガザルの仲間は枝にぶら下がることが多くなり、少し肩甲骨が後方へ移動してきます。また、大型であってもサバンナに住み、四足で移動することの多いヒヒの仲間は四足動物に近い肩甲骨の位置になっています。また、森林に住むゴリラやチンパンジーなどは、体も大きくなり、地上での生活時間が長く、肩関節の自由な動きが必要となったと考えられます。環境と行動

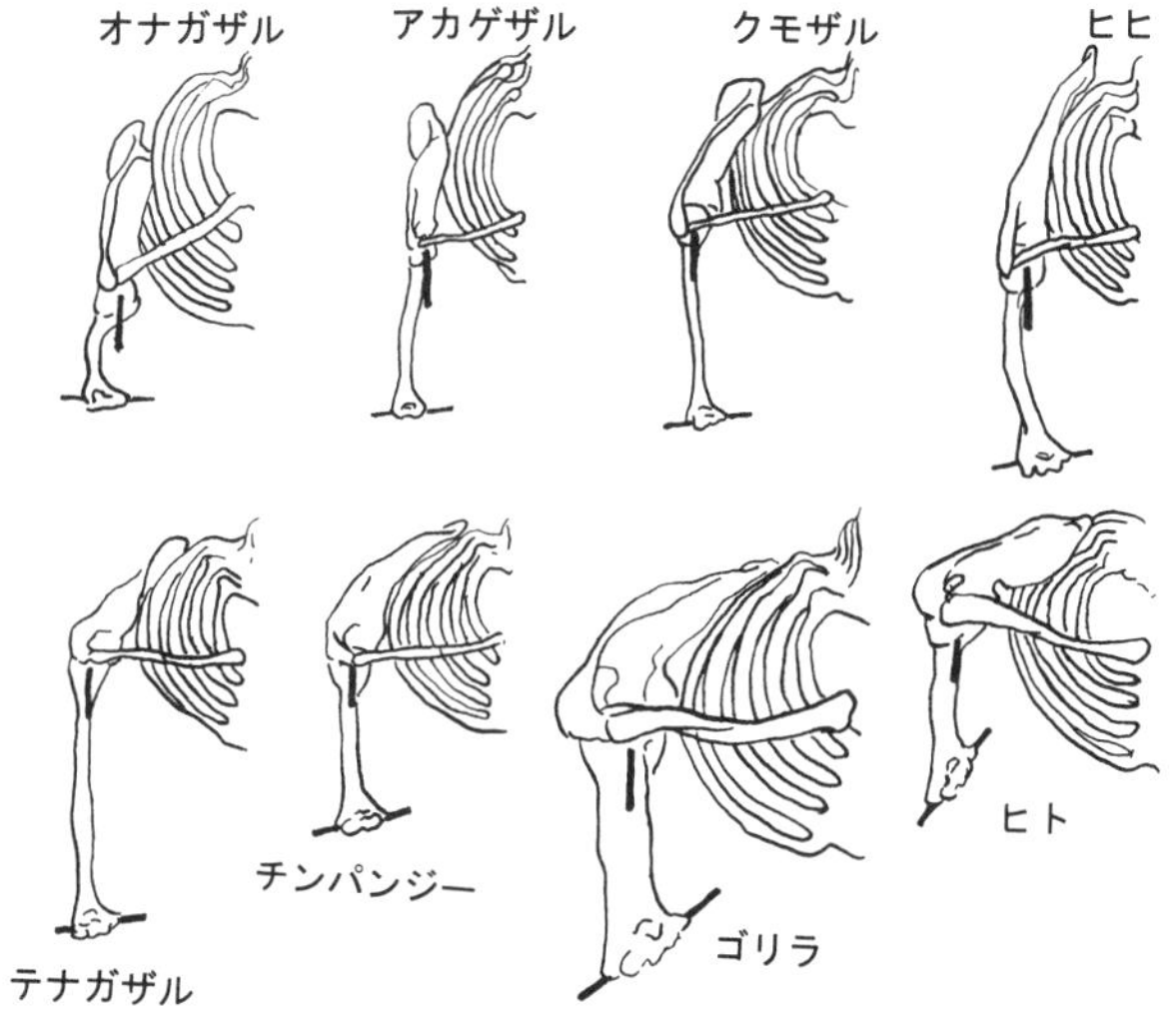

サルの仲間とヒトにおける胸郭と肩甲骨の位置関係（DePalma 1950より作成）

が肩甲骨と胸郭の形態と位置関係に影響を与えていると考えられます。上の図は、整形外科医であったDe-Palmaが小さなサルからゴリラ・ヒトまで系統的に胸郭の形と肩甲骨の位置関係をまとめたものです。ヒトでは肩甲骨が後面（前額面）から約30度だけ前方へ傾いていますが、これが水平に後方へ腕を引けるもとになっています。肩甲骨と上腕骨の関節（肩甲上腕関節）だけではとても腕を大きく広げることはできないのです。

肩甲骨が荷重から解放され自由になることで、周囲の筋も発達しました。肩甲骨と脊椎の間についている菱形筋《りょうけいきん》です。背中で肩甲骨を合わせるように力を入れると、若い男性などでは高く隆起するのですぐ分かります。また、四足動物では体幹の重量を支える機能を担っていた前鋸筋《ぜんきょきん》は、肩甲骨を前方へ突き出すような運動で特に活動するようになりました。腕の自由な運動を見るとき、人知れず頑張っている肩甲骨とその周囲の筋を思い出してあげて下さい。

3 痒《かゆ》いところに手が届くのはなぜか？

哺乳類で腕を大きく横に広げられるのはサルの仲間とヒト、そしてモモンガ・ムササビなどの滑空できる動物です。クマが両手を大きく広げて、ヒトに襲いかかる絵をよく見かけますが、実際には二足で立ち上がり両手を前方に挙げているというのが本当で、クマはヒトのように横へ腕を広げられる構造にはなっていないのです。

一方、背中に手を回すということも、ヒトらしい運動です。こればかりはサルでも無理なのです。背中に手を回すには前後左右の動きに加えて、回旋が大切になります。その基本となるのが、肩甲骨についている回旋筋腱板《かいせんきんけんばん》と呼ばれる筋群で、棘上《きょくじょう》筋《きん》、棘下筋《きょくかきん》、肩甲下筋《けんこうかきん》、小円筋《しょうえんきん》の四筋で構成されています。また、その付着部を提供する肩甲骨はヒトと四足獣とでは形がずいぶんと異なっています。背中で肩甲骨を触るとゴツゴツとした突起を触れることができますが、これを肩甲棘《けんこうきょく》と呼びます。

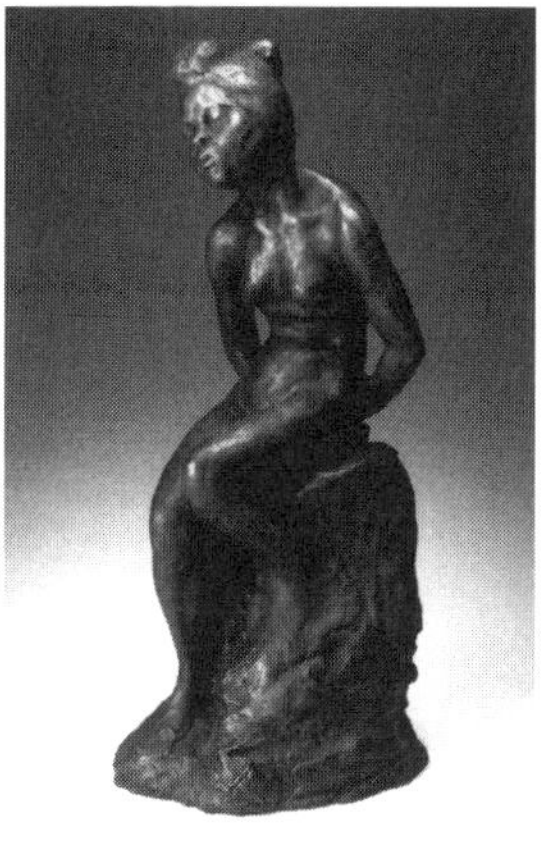

唄える女

（戸張孤雁作、1914年頃、東京国立近代美術館所蔵）

四足動物では肩甲骨は上腕骨との関節面（関節窩《かんせつか》）が下向きで、逆三角形をしています。肩甲棘は中央にあり、頭側にある棘上筋と尾側にある棘下筋に極端な大きさの違いはありません。しかし、ヒトでは同じ三角形でも肩甲棘の下が大きくなり、尾側の角が頂点の二等辺三角形に近くなっています。その分、棘下筋と胸郭側に付いている肩甲下筋が発達しました。これは、腕が自由になり、重力に抗して腕を挙上することが必要になったためです。さらに、回旋筋腱板と肩を覆う大きな三角筋《さんかくきん》に機能分担ができました。三角筋は四足動物ではそれほど大きくありません。ヒトでは、回旋筋腱板が上腕骨の関節部分である骨頭をしっかりと肩甲骨の関節窩へ引きつけて、三角筋で吊り上げる仕組みをつくりました。

話が長くなりましたが、回旋筋腱板の名が示すように前述した四筋は回旋に作用します。特に背中に手を回す際には上腕骨は内側へ回旋します（内旋《ないせん》）。このときは、ヒトで発達した肩甲下筋が活発に活動します。痒いところへ手が届くのは、重力に抗して運動できるように発達した回旋筋腱板のお蔭なのです。

4

投げるということ

先史の時代、狩猟などで糧を得るために槍を投げたり、棒で叩いたり、石を投げたりという動作は、ヒトが種を残すために必要だったことでしょう。それら動作の共通性、腕を挙上し、振り下ろすという運動はヒトの形態的特徴が活かされているのです。

さて、投げるという動作で最も代表的なのは野球の投球動作でしょう。投球動作は基本的に四つの相に分けられ、Wind-up、Cocking、Acceleration、Follow-throughの順になっています。また、CockingはEarly CockingとLate Cockingに分けることもあります。Cockingというのは腕を持ち上げるという意味ですが、Wind-upで投球の構えに入り、Cockingで腕を後方に回しながら腕を挙上し、胸を張るのです。身体運動学の用語で表現すると、肘《ちゅう》関節を屈曲《くっきょく》して、肩関節（肩甲上腕関節）を外転《がいてん》・外旋《がいせん》した状態です。ここから、Accelerationで文字通り腕を加速させて振り下ろしボールを投げます。最後にFollow-throughで振り下ろした腕をゆっ

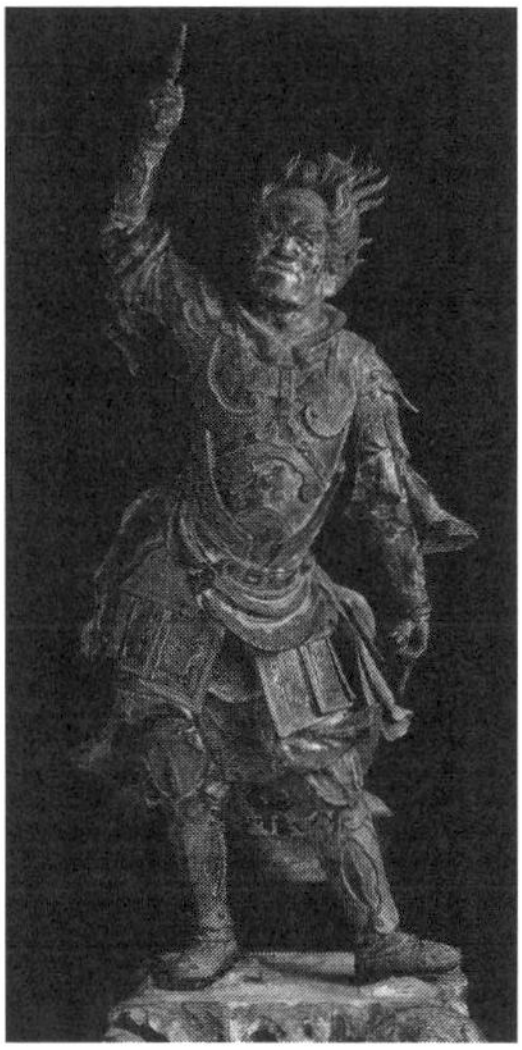

本山慈恩寺十二神将像、戌神像

（慶派作、本山慈恩寺、寒河市教育委員会より写真転載）

くりと止めるのです。すなわち、投球動作を行うためには、腕が後ろに回らなければならないし、腕が広がることも必要なのです。これまで説明してきた各運動が、実は投球動作とも関連しています。

ところで、投球動作にはオーバースロー、スリークウォーター、サイドスロー、アンダースローなど、色々な投げ方があります。しかし、肩甲骨と上腕の位置関係は投げ方でそれほど違いがないのです。では、何が異なっているのかと言うと、体幹と下肢の使い方が大きく変わっています。体幹では横に曲げる（側屈《そくくつ》）ことによって動きに変化を与えているのです。投球動作はヒトの関節運動の特徴を余すところなく使って実行されていると言えるでしょう。

4

ヒトはなぜ釘を打てるのか？

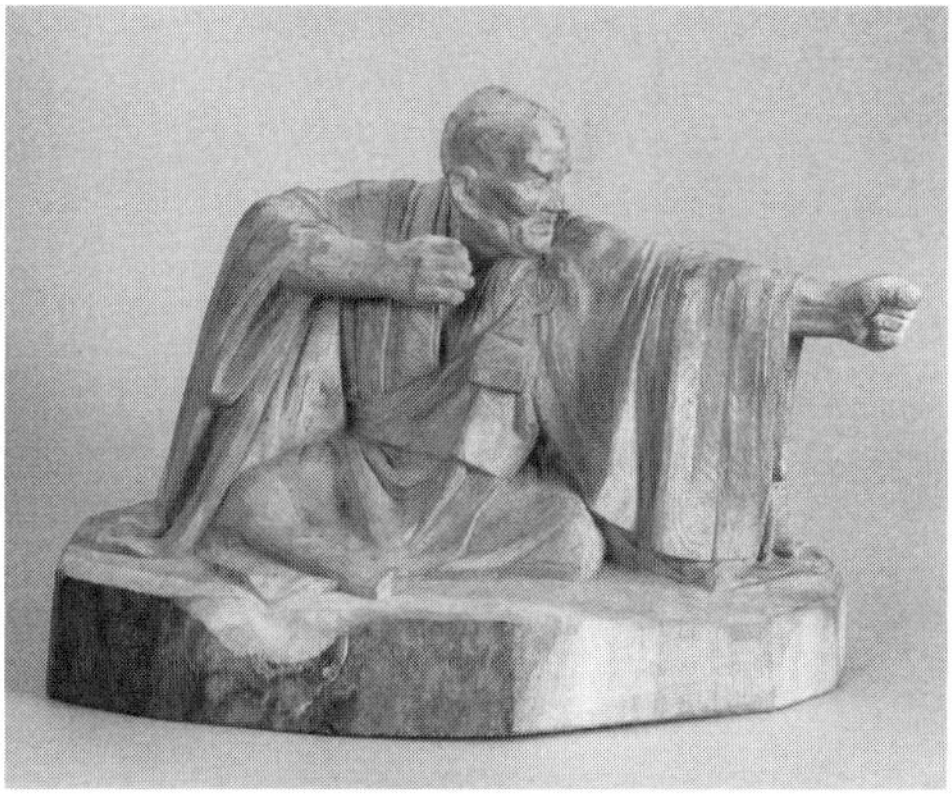

活人箭（平櫛田中作、1969年、井原市立田中美術館所蔵）

1 釘を打つときに最もよく動いている関節は？

映画「2001年宇宙の旅」はご存知ですか。オープニングでの象徴的な場面、類人猿が屍から骨を手にとり、地面に打ち付けているのは今でも新鮮な記憶として残っています。ところで、手に物を持って打ち付ける動作、釘を打つであるとか、太鼓を叩くなどは、とても難しい動作なのです。肘をすばやく伸ばすためには大きく二つのことが必要になります。

一つ目は、肘関節の構造です。肘関節は腕尺《わんしゃく》関節、腕橈《わんとう》関節、上橈尺《じょうとうしゃく》関節という、三つの関節からできています。上腕骨と前腕の二本の骨である尺骨《しゃくこつ》と橈骨《とうこつ》がそれぞれ関節を形成しているのです。肘を伸ばす筋は上腕後面についている上腕三頭《じょうわんさんとう》筋《きん》と呼ばれる筋です。この発達した筋が付着できる大きな突起と、関節の運動中心から筋張力の作用線まで距離をある程度確保する必要があります。膝関節では問題解決のために種子骨である膝蓋骨《しつがいこつ》が大腿四頭筋《だいたいしとうきん》に生み出されました。一方、肘関節では前腕の二本の骨のうち、上腕三頭筋の付着部である尺骨にうまい形の突起をつくり出したのです。この構造は四足動物でも同様ですが、ヒトの場合には闇雲《やみくも》に大きくするわけにはいきません。肘を突いた姿勢をとるなど邪魔になって困ることもあるからです。実際、ヒトでは絶妙な大きさの突起（肘頭《ちゅうとう》）が形成され、肘を完全に伸ばした際には肘頭が邪魔にならないようにしっかりと収まる上腕骨肘頭《ちゅうとう》窩《か》ができました。

二つ目は、肩関節と肘関節の協調です。大きく振り上げる際には、肩関節を屈曲しながら肘関節を曲げます。その後、肩関節を伸展しながら肘関節も伸ばすのですが、肩関節の運動を早めに止めることで、肘関節の伸展を促すのです。一見単純な動作でさえも、ヒトらしい動きと言えるのです。

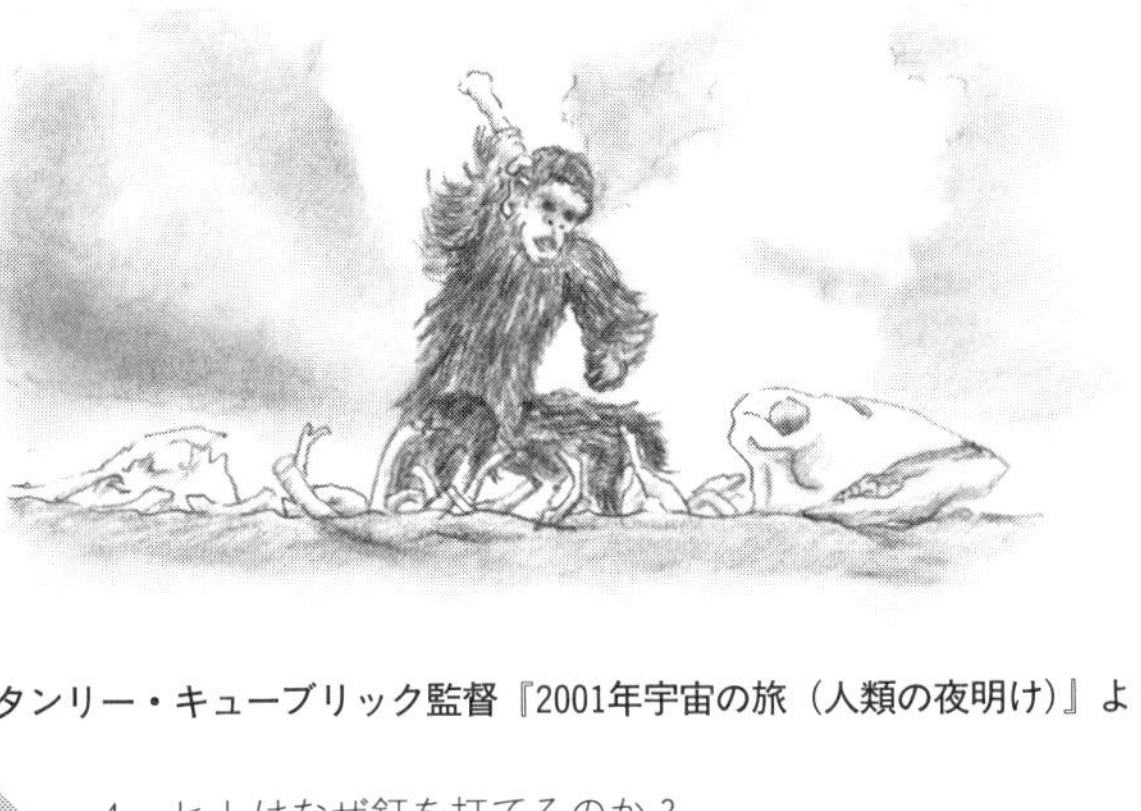

スタンリー・キューブリック監督『2001年宇宙の旅（人類の夜明け）』より

2

上腕二頭筋の謎

先ほどは肘を伸ばすためのヒトの特徴を説明しましたが、伸ばすためには曲げる必要があります。肘関節を曲げる筋（屈筋《くっきん》）には、上腕二頭筋《じょうわんにとうきん》、上腕筋《じょうわんきん》、腕橈骨筋《わんとうこつきん》があります。このなかでもヒトの上腕二頭筋は大変発達しており、若い男性がよく力こぶをつくって見せるので皆さんもよく分かっているかと思います。二頭筋というのは筋の骨への付着部が二手に分かれているものを指し、ヒトでは肩甲骨の関節上結節《かんせつじょうけっせつ》と烏口突起の二箇所から始まり、主に橈骨粗面《とうこつそめん》に終わります。一方、四足動物では肩甲骨の関節上結節から始まっているだけですが、ヒトにおける名称がそのまま他の動物の相同筋《そうどうきん》に用いられています。何せ四足動物では烏口骨がすっかり退化しているのですから仕方ありません。

さて、ヒトの肘関節は大きな可動範囲があります。これを動かすには筋が相当に伸縮しなければなりません。筋は同じように見えますが、筋を構成している筋線維の走行は筋によって異なります。長い線維が筋走行に沿って続いているものを紡錘状筋《ぼうすいじょうきん》

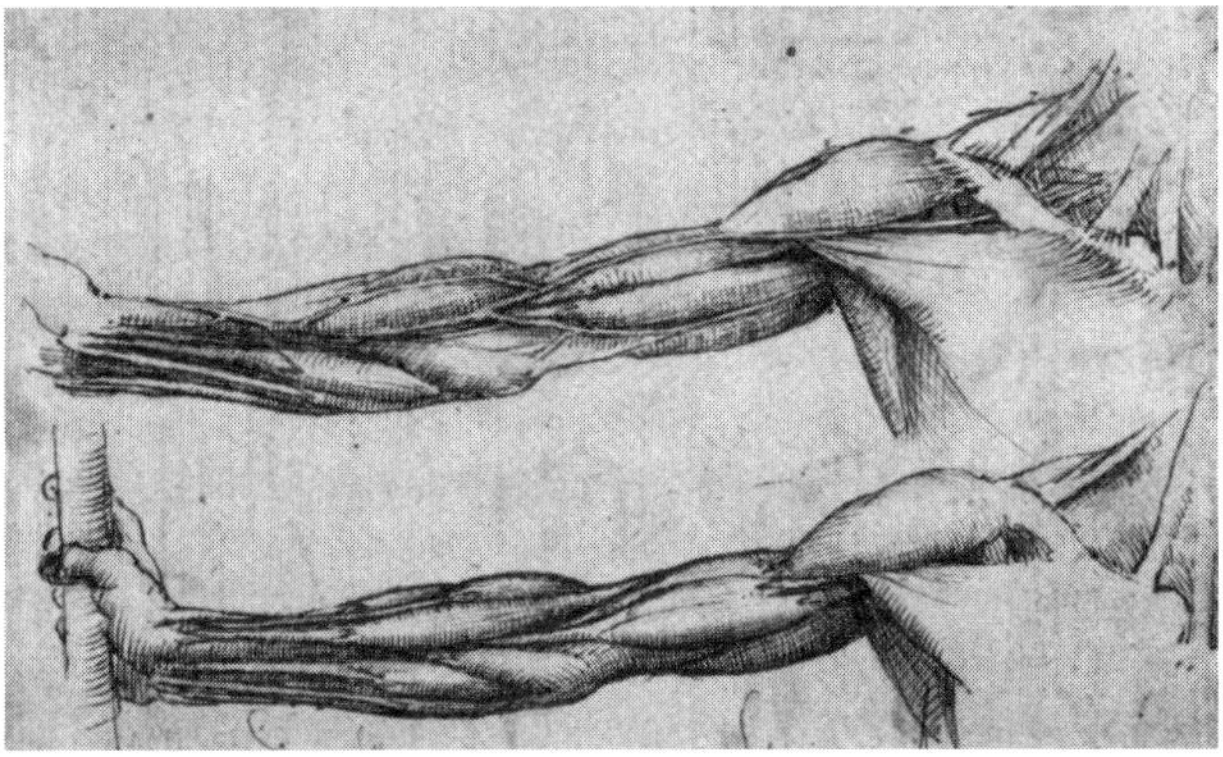

レオナルド・ダ・ヴィンチ「腕の筋肉の線画」解剖手稿

（『レオナルド・ダ・ヴィンチの解剖図』岩波書店、1982）

と呼び、伸縮の大きいのが特徴です。また、筋の内部に腱《けん》組織《そしき》があり短い線維が斜めに付いているものを羽状筋《うじょうきん》と呼び、伸縮は小さいけれど筋線維が並列に付いてきますので大きな力を発揮できる特徴があります。ヒトの上腕二頭筋は可動範囲が大きい肘関節に対応して紡錘状筋の形をとりますが、ウマなどでは大きな力を出すために羽状筋の形をとっています。

ところで、上腕二頭筋は肩関節と肘関節の二つの関節をまたいで付いているので二関節筋《にかんせつきん》と呼ばれています。これはウマなどの四足動物でも同様です。このことは、上腕二頭筋が収縮すると二つの関節に作用するということになります。ヒトでは上腕骨骨頭の根元にある大結節《だいけっせつ》と小結節《しょうけっせつ》の間（結節間溝《けっせつかんこう》）を通り、肩関節を屈曲させるとともに骨頭を前方から抑えています。ウマでは結節間溝は発達していませんが、基本的には上腕骨骨頭の前方を通り、荷重関節であるだけに安定性を高めるため羽状筋の形態をとって大きな力を担保しています。

考えてみますと、二関節筋は不思議な筋です。機械であれば各関節にモーターをつけて制御した方が、楽なように思えるからです。しかし、そうではありません。ヒトが肘を曲げて腕を振り上げることを考えてみても、肩関節と肘関節を同時に屈曲するような運動にはうってつけです。このように隣接する関節運動の協調を整えるために二関節筋《にかんせつきん》があり、釘を打つ動作においても上腕二頭筋は鍵を握っているのです。

3 手首と呼ばれる理由

首というのは、本来は頭部のことを指しました。手首というのは頭部のように自在に動くことを表現しているのです。香港の俳優であるジャッキー・チェンは映画「酔拳」で一躍スターになりましたが、その姉妹作として公開された映画に「蛇拳　スネーキーモンキー」というのがありました。まさにヘビの首のように手を操り、相手の腕にまとわりつきながら動きをとめる拳でした。

さて、首のように自在に動かすことのできる手をつくり出すために、手関節《しゅかんせつ》はどのような構造になっているのでしょうか。手のもとには手根骨《しゅこんこつ》といういくつかの小石のような骨があります。前腕の骨は橈骨と尺骨で、腕を体の両側につけ、手のひらを前へ向けた状態で、前腕の外側にあるのが橈骨、内側が尺骨になります。親指側が橈骨と覚えてもよいでしょう。肘では尺骨が大きな関節面を有していますが、手部では橈骨が主に関節面を形成しており、橈骨手根関《とうこつしゅこんかん》節《せつ》と呼びます。形状から見ると楕円関節《だえんかんせつ》で、手根骨のうち月状骨《げつじょうこつ》と舟状骨《しゅうじょうこつ》で滑らかな面をつくり、分回し運動ともいう円運動を可能にしています。これが、手首の自在な運動の基礎になっているのです。

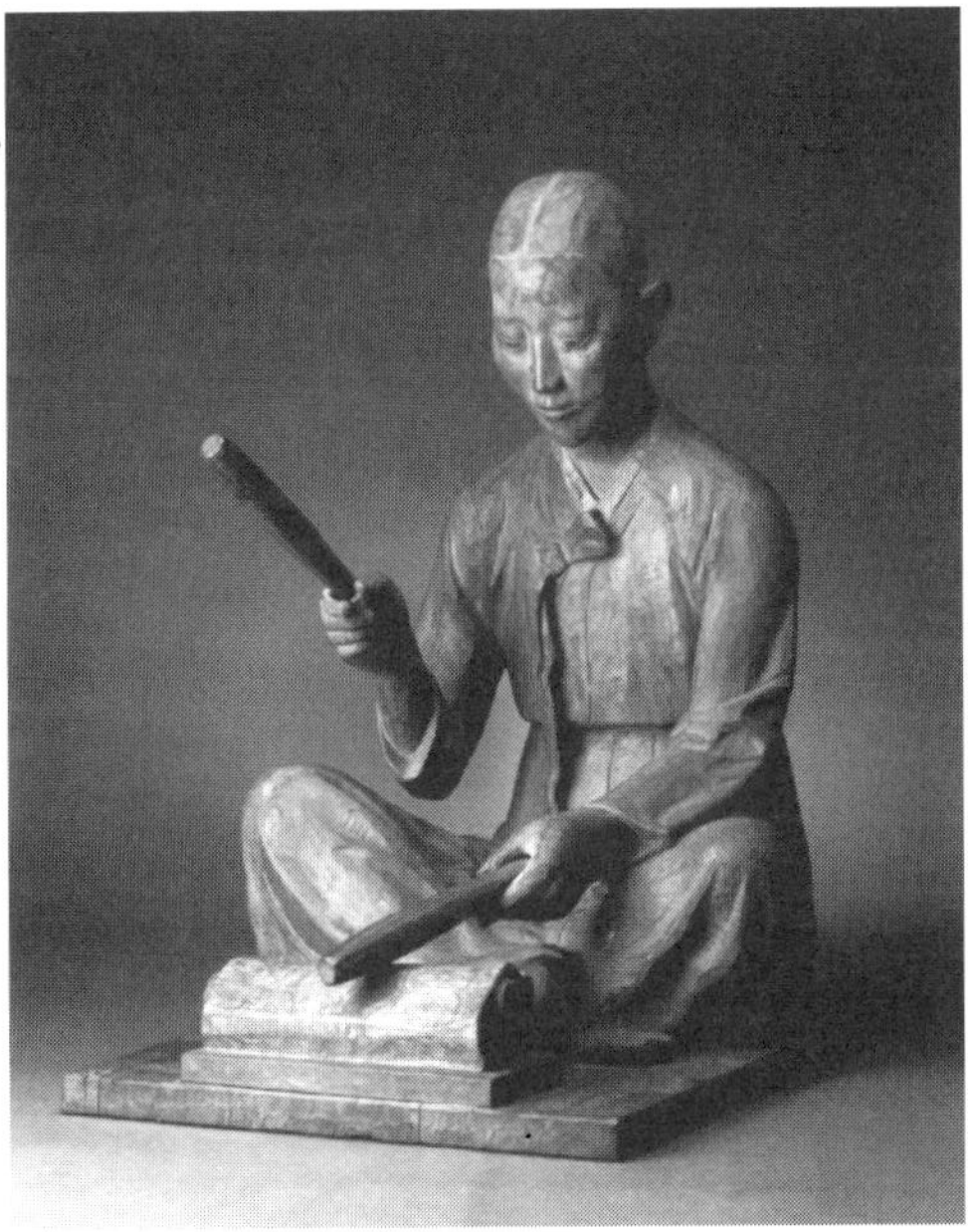

砧（新海竹蔵作、1939年、東京国立近代美術館所蔵）

昔、布地をやわらかくし、つやを出すために使った道具に砧（きぬた、キヌイタの略）がありました。砧を打つのは女性の秋・冬の夜なべとして定着し、砧を打つ音を聞きながら育ったという方も多いのだそうです。砧を打つ際には、手首は尺骨の方へ向かなければ上手く叩けません（尺屈《しゃくくつ》運動《うんどう》）。これも、ヒトの手首だからこそできる仕事なのです。

5

ヒトはなぜ箸を使えるのか？

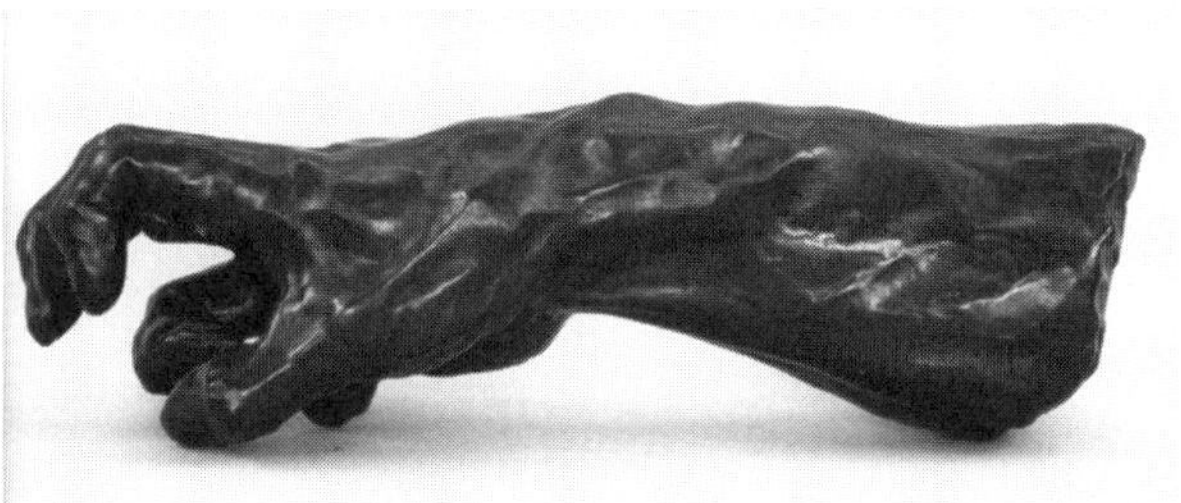

腕（高村光太郎作、1918年、碌山美術館所蔵）

1

手のひらを反せないと箸を使えない

　箸を使わない民族からすると、箸を自由に使えるというのは何とも奇妙な動きに見えることでしょう。細やかな手指の動きは、幼少の頃から躾《しつけ》られないと難しいのです。さて、箸を使えるというためには何かを摘まめるだけでは用が足りません。口に運べることが多くの場合には最終的な目的となります。この際、どのような動きが大切になるかというと、掌《てのひら》を反すということです。この運動は前腕で行われており、回《かい》内《ない》・回《かい》外《がい》運動と呼ばれています。テーブルに向かって、掌をテーブルにつけた状態が回内、逆に手背をつけた状態が回外です。実はウマやウシでは前腕の二本の骨が癒合しており、回内・回外運動はほとんどできない構造になっています。ヒトやサルなど腕を自由に使える動物だけが獲得している運動なのです。

　ヒトは前腕の二本の骨、尺骨と橈骨それぞれに機能を分担させました。おおまかに言うと、尺骨には肘関節の屈曲伸展運動を任せ、橈骨には前腕の回内・回外運動を任せました。回内・回外運動は手の機能と密接に関係しますので、手首では橈骨と手根

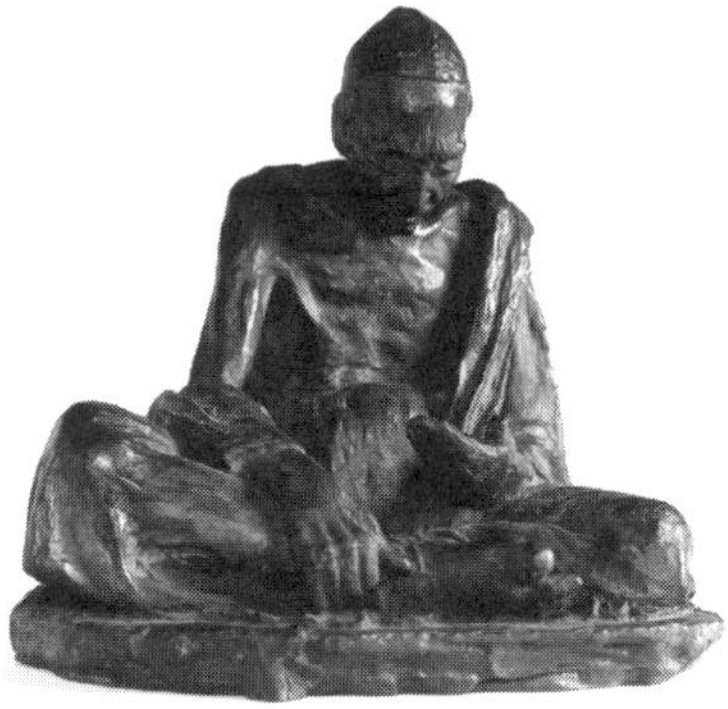

老人像（平櫛田中作、1907年、井原市立田中美術館所蔵）

骨で主に関節を形成しているのは前述した通りです。見た目にはわかりませんが、尺骨はほとんど動いていないのですから不思議です。その証拠に、肘の外側を触りながら掌をくるくると反すと、橈骨頭がゴロゴロ動くのがわかります。一方で、肘頭はまったく動かないのが実感できるでしょう。

さて、このように考えてみますと、石川啄木が「はたらけどはたらけど猶わが生活楽にならざり、ぢっと手を見る」と歌ったように、物思いに耽りながらじっと自分の掌を見るというのは、やはりヒトらしいことなのです。

2 見えないところに秘密あり
——中手骨は対立運動の要——

箸を使うための肘と前腕の動きは理解できましたが、やはり何といっても箸の妙技は手指の細やかな動きに尽きます。ナイ

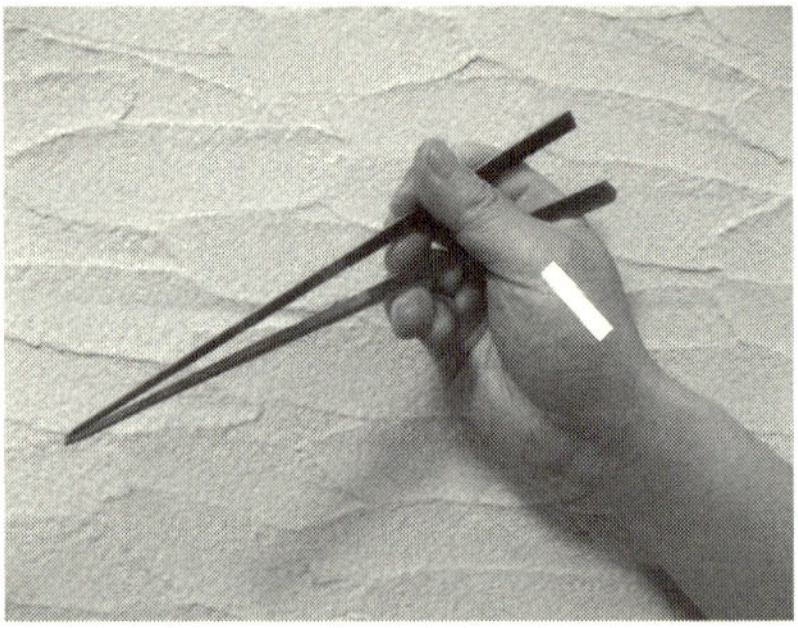

箸の使い方と中手骨（第一）の位置

フ、スプーン、フォークは農耕具からの延長線上にあるように見えますが、箸はそれらとは一線を画しています。すなわち、箸は食事のためのあらたな発明であったとも言えます。一色氏によると、世界では40％が手食、ナイフ・フォーク・スプーン食と箸食が各々30％となっているそうです。この箸食30％のなかでも純粋に箸を食事に使い続けているのは日本だけと言えるでしょう。箸食が制度として導入されたのは推古天皇の時代、小野妹子が隋から帰ってきてからのことです。朝廷の饗宴儀式で聖徳太子が取り入れたとされています。その後、多くの文化がそうであったように、箸食も日本で独自に発展してきたのです。

　さて、箸を使うときに大切となる手指の機能は対立《たいりつ》・対向《たいこう》運動です。親指（拇《ぼ》指《し》）が他の指と向き合い触れることを言い、中手骨《ちゅうしゅこつ》の運動が基本です。この中手骨、細長い骨なのですが掌に隠れてよく見えません。しかし、この中手骨がたおやかな掌を生み出しているのです。特に、親指と小指の付け根にある第一中手骨・第五中手骨がよく動き、多様な握りを可能にしています。定義の問題ですが、身体運動学では親指と小指を合わせるのが対立運動で、親指と小指以外を合わせるのは対向運動と呼んで使いわけています。ところで、上の箸は親指を示指と対向させ、示指と中指で三点固定します。一方、下の箸は親指と薬指で固定します。動かすのは上の箸のみで、下の箸は固定したままです。制御する上では理にかなっており、一方の箸のみを動かすことにより正確性が増すのです。

それにしても、日本人の一生は「箸初め（お食べ初め）」に始まり、「箸渡し」で自分の骨を拾ってもらい終えるように、箸文化が生活の基盤になっています。日本人であるからには、せめて箸の持ち方・使い方（所作）は美しくありたいと気をつけている毎日です。

3

ヒトの鞘は鞬をおさめます

——美味しいおにぎりの秘密——

最期に食べたいというものは何だろう？　という問いかけに、多くの日本人が「おにぎり」と答えるのではないでしょうか。私も筋子のおにぎりが大好きです。ところで、このおにぎりを上手に握ることのできるヒトの手はすごいと思いませんか。丸い

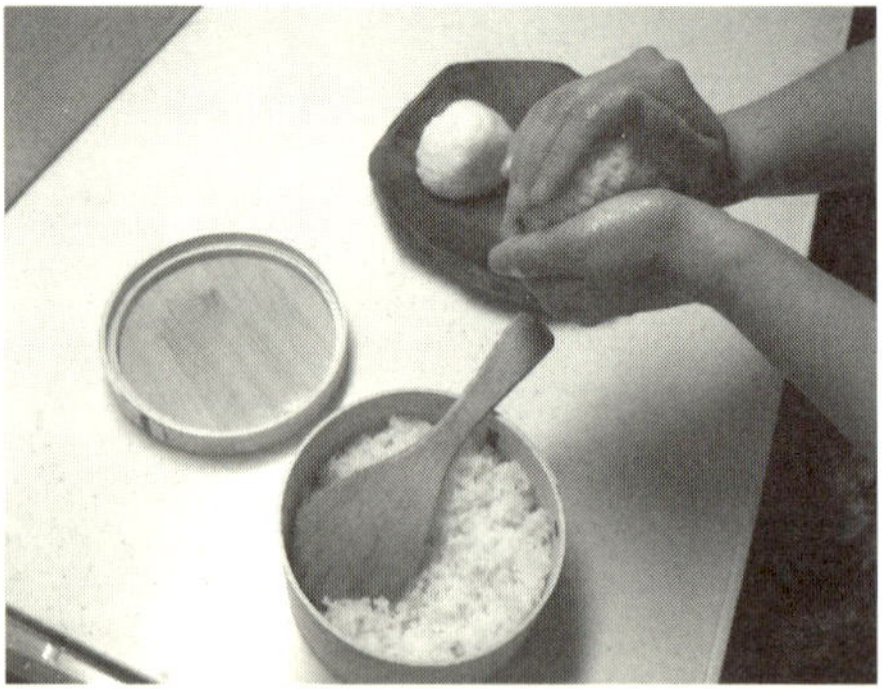

おにぎりを握る

おにぎり、三角おにぎり、俵おにぎりと色々な形をつくり出せます。これは掌を丸くできる賜物です。一方、指には筋がひも状になった多数の腱があります。筋が収縮すると、強く腱も引っ張られますので、浮き出てきても不思議ではありません。腱が浮き出ていては、丸い掌など望めるはずもないのです。ここで登場するのが腱鞘《けんしょう》で、手指の屈伸運動を邪魔することなく腱を包み込み、付随する靱帯と協働して浮き出るのを抑え込んでくれています。支帯《したい》と呼ばれる結合組織《けつごうそしき》も腱を抑える重要な機能を担っています。形のよいおにぎりを食べられるのは、手指の動きを支える補助装置のお蔭とも言えるのです。

補助装置はありがたい半面、ストレスも強くかかっています。例えば、筋と筋の間、筋と骨の間には滑液包《かつえきほう》と呼ばれる緩衝材がありま す。筋は収縮と弛緩を繰り返し、数センチも移動します。そうしますと、接しているところで摩擦が生まれ、一日に何遍も繰り返すと摩擦で細胞が損傷する可能性が高くなります。損傷を防ぐために抵抗の小さな水枕を用意しているのです。それでも、あまりにも摩擦が強ければそれ自体が損傷し、炎症を起こすことがあります。ヒトの肩は複雑なため、この周辺には滑液包《かつえきほう》が多く分布しておりますので、滑液包炎を起こしやすいのです。同様な理由のため、腱鞘もストレスを受けやすく、特に手仕事に従事するヒトは腱鞘炎を患うことも多くなります。

それにしても、私も最期の食事には大好きな筋子のおにぎりを食して大往生したいものです。そして、日本人として生まれたことを感謝するのだと思います。

6

ヒトはなぜ長く立っていられるのか？

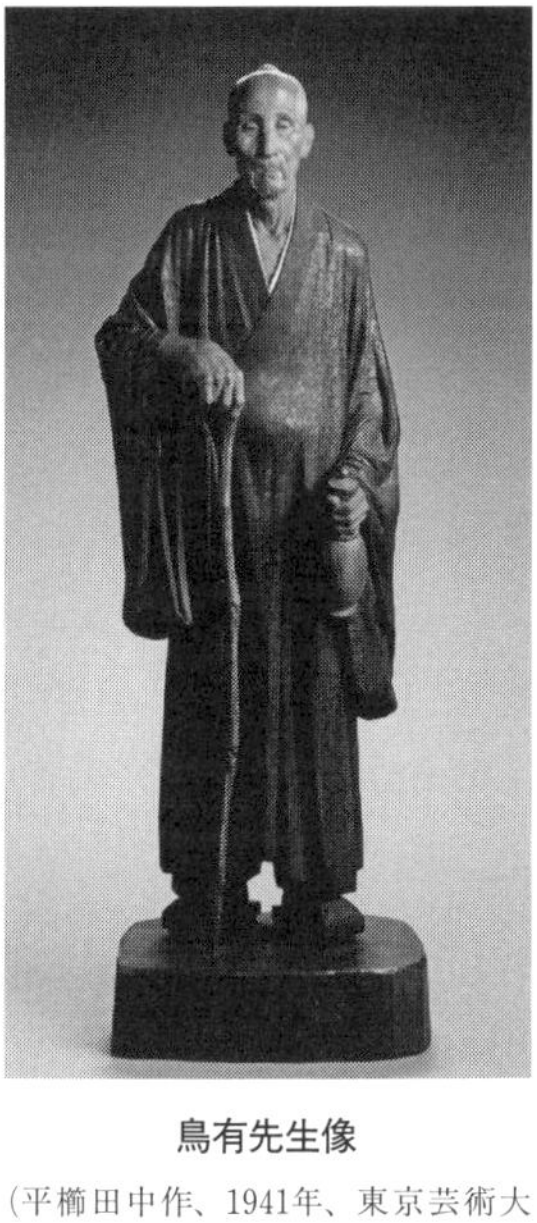

鳥有先生像

(平櫛田中作、1941年、東京芸術大学所蔵)

1

脊柱彎曲の仕組み

ヒトが移動手段として二足歩行を選択したことにより、上肢が自由になりました。そのことはヒトの脳を飛躍的に発達させることに寄与したと思われますが、その一方で身体に劇的な変化を要求することにもなったのです。脊柱はその一つと言え、前肢でも体重を支えていたものが後肢だけで支えることになり、脊柱は体幹の重量を支えながらバランスを保てるように後肢へ力を上手く伝える必要性が生じたのです。

ところで、体重を支える関節を荷重関節《かじゅうかんせつ》と呼びますが、ヒトの荷重関節は基本的に第一のテコを利用して重量を支えています。テコというと難しそうですが、誰もがよく知っている天秤のことです。頭の重さはヒトでは約10％もありますので、脊柱の屈曲・伸展の運動軸から前に重心がありますと、頭を前へ倒す回転力になります。それを保つためには天秤のように頸の後ろの筋が活発に収縮して引っ張る必要があります。実はこの筋活動が活発になればなるほど、頸椎にかかる力が大きくなり、頭の重さ以上の力が加わるのです。立っている間、ずっと頭の重さ以上の力が頸椎にかから

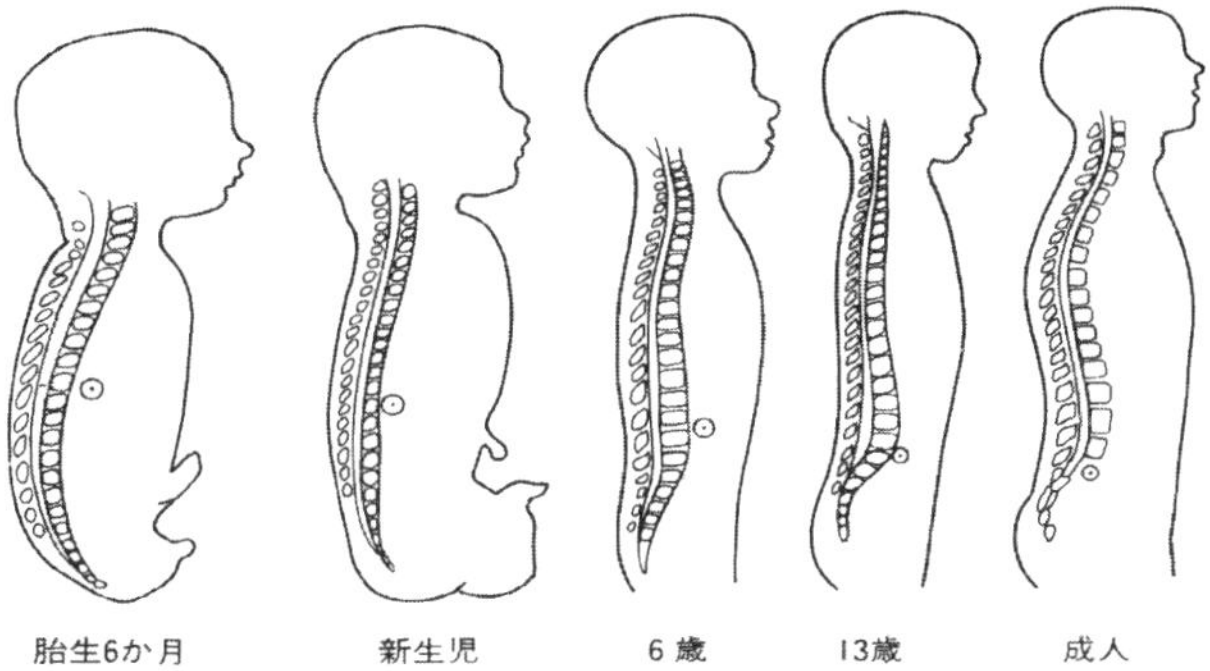

発達段階と脊柱の彎曲形成

（中村隆一ほか『基礎運動学　第6版』医歯薬出版、2003）

ないよう、頸椎は頭部の重心線のなるべく近くになるよう彎曲《わんきょく》してきたのです。赤ん坊が生まれて首がすわる頃にはこの彎曲が発達してくるのです。

さて、脊椎は頸椎に胸椎、腰椎、仙椎、尾椎が続きますが、胸椎は肋骨・胸骨と胸郭を形成しています。そこには大切な肺や心臓が収められていますので、ある程度スペースが必要になり、胸椎は後《こう》彎《わん》することになります。そこで、次の腰椎では前彎《ぜんわん》して背中の筋の負担を軽くしているのです。

しかし、こうした身体の適応は弱点にも成り得ます。上半身の重量が腰椎に加わるのですが、腰椎は前彎しているために自然と前方へ滑らせる力としても作用します。そのため、ヒトでは腰椎すべり症という疾患が多いのも事実です。また、腰椎は前彎しているといっても、上半身の重心線には完全には重ならないため、立っているときにはいつも背中の筋活動を必要とします。いわゆる「腰痛症」がヒトに多いのも、二足歩行を獲得した代償とも言えるのです。

2

股関節を取り巻く捻れた靭帯の謎

四足動物では股関節はいつも曲がった状態にあります。それが、ヒトではまっすぐに伸びるのです。股関節は丸い大腿骨骨頭とお椀状の骨盤関節窩で形成される球関節ですが、骨頭の半分以上が関節窩に収まっているので、特に臼状関節と呼ばれます。さて、臼状関節としての特徴である分回し運動を維持しながら、荷重関節として安定性を得るために股関節は厚い関節包《かんせつほう》と靭帯で補強されています。特に関節全体を包み込むように三つの靭帯が取り巻いていますが、これらの存在はユニークです。骨盤は寛骨と脊柱の一部である仙骨・尾骨からなり、さらに寛骨は腸骨・恥骨・坐骨が癒合したものです。股関節を取り巻く三つの靭帯は寛骨を形成する三つの骨と大腿骨をそれぞれ結んでおり、腸骨大腿靭帯、恥骨大腿靭帯、坐骨大腿靭帯と呼ばれています。何がユニークかと言いますと、三つの靭帯は捻れており、股関節屈曲位になると解けるようになっています。一方、ヒトの大腿骨は背中の方（伸展方向）へはわずかに動く程度で、靭帯が張ってとめています。直立位になったとき、靭帯の緊張により多く

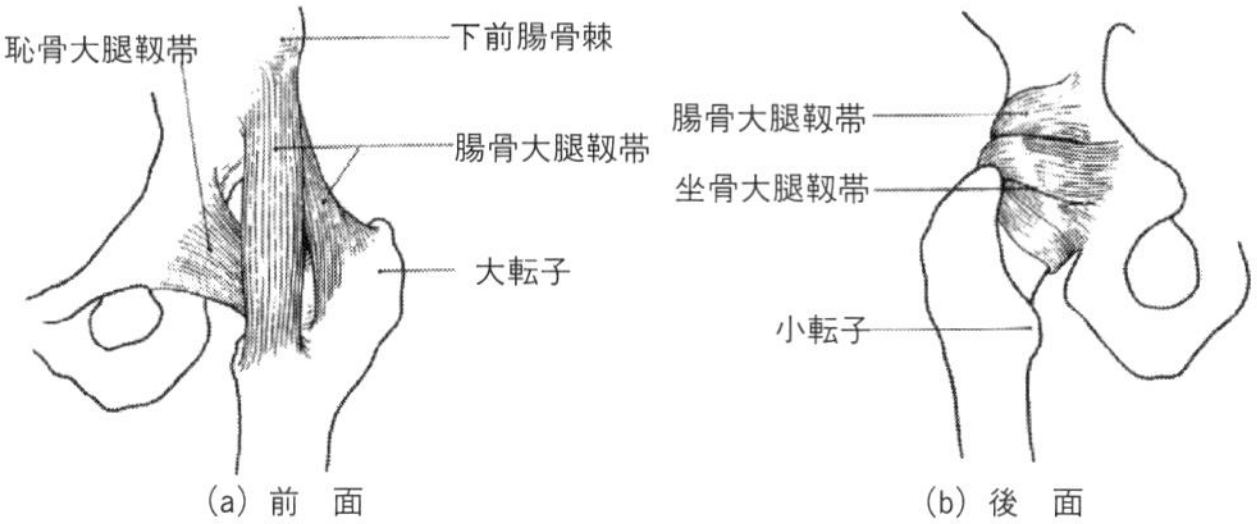

ヒトの股関節と靱帯

（中村隆一ほか『基礎運動学　第6版』医歯薬出版、2003）

の筋活動を必要とせず姿勢を保持できるのです。椅坐位のように日常生活で頻繁にとる屈曲姿勢を邪魔せず、立ったときには最小限の筋活動で済むのですから、この靱帯の捻れは進化の過程で選択されて残されたものなのでしょう。

さて、股関節は頭部・体幹・上肢の重量がかかる荷重関節だけに、大腿骨骨頭へのストレスは相当なものです。そのため、ヒトでは変形性股関節症になることも多く、特に女性に多いのが特徴です。大腿骨骨頭が変形してくると、伸展運動が難しくなってしまう場合があります。関節が動きにくくなることを拘縮《こうしゅく》と呼びますが、拘縮が生じると立つのも歩くのも随分と不自由になるので、適切な運動やストレッチが必要になるのです。加齢とともに多少なりとも変形が生じるのはヒトの宿命ですから、日頃から予防体操が大切になります。日常的にできる簡単なストレッチとしてはうつ伏せ（腹臥位）になることをお奨めします。時にはうつ伏せに寝て背伸びをすると気持ちがよく気分転換になりますから、ぜひお試し下さい。

3

まっすぐに伸びる膝関節の秘密

四足動物が立っているとき、いつでも膝は曲がっています。ウマなどで、一見、膝に見えるところはヒトでは足関節にあたります。ヒトの足を形成している中足骨が伸びて速く走るために効率のよい形状になっています。また、ウマでは両方の前脚をあげて後脚で立ったときなどは、二つの関節をまたいでついている二関節筋が連動して、姿勢を調節できるような機構が備わっています。ただし、ヒトとは異なりその姿勢をずっと保持しているのは難しいのです。

一方、ヒトでは伸びた股関節と合わせて膝関節もまっすぐに伸びるようになりました。さらに、膝関節の後方の関節包と靱帯が緊張して反対に曲がらないように制限しています。ところで、直立位になったとき、下肢の関節には基本的にその関節より上に位置する体の重量がかかります。その重量を一点で支えることのできる場所を重心と呼び、そこから鉛直方向に力が作用していると考えます。また、その作用線を重心線と呼ぶのです。さて、直立位では重心線は股関節とほぼ重なるかわずかに後方を通り、重力は股関節を伸展するように働きます。そのため、大きな筋活動を必要とせずに股関節の厚い靱帯の作用によって姿勢が保持されているのです。次に、膝関節と重心線の位置関係はというと、膝関節の少し前を重心線が通ります。この場合も、重力が膝関節を伸ばすように作用し、力をさほど入れることなく伸展位を保つことができるのです。すなわち、直立位における股関節と膝関節はわずかな筋活動で安定しており、まさに機能的に優れた姿勢になっているのです。ところで、ウマの膝関節には膝蓋骨を靱帯によって大腿骨の内側に固定する機構（膝蓋骨固定機構）があり、屈曲させる力がかかっても筋活動をほとんど必要としないで立ち上がることができるのです。力技とも言えますが、こちらもなかなか凄い技です。それでも、股関節と膝関節がしっかりと伸び、背筋の張った姿勢は何と言っても美しく、ヒトならではの機能美に感心させられるのです。

4

ウマは斜面で横向きに立てない

ウマは立ち姿の美しい動物であり、体幹から脚の付け根にかけての隆々とした筋

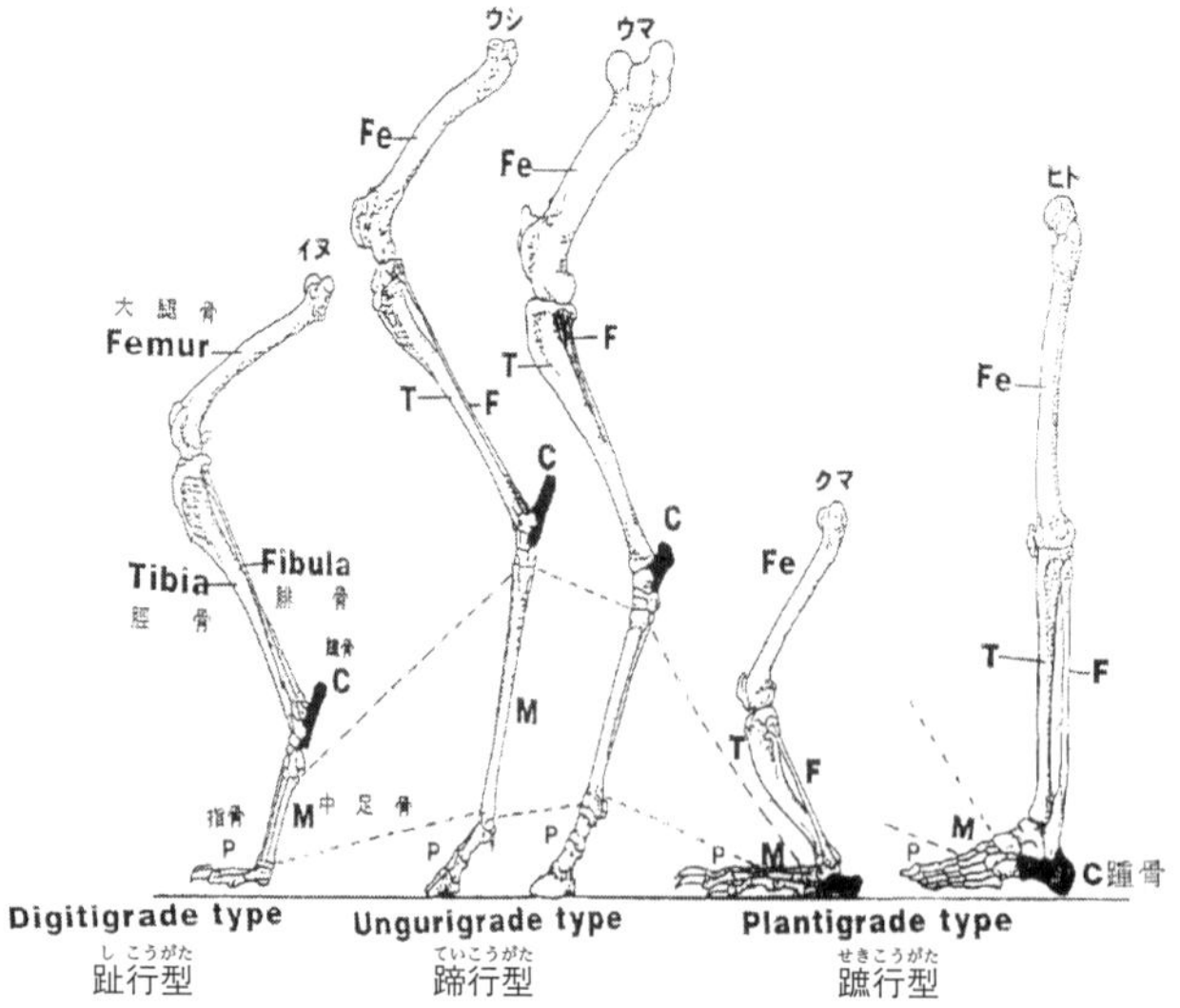

下肢形態の比較

（木村忠直「ヒトの歩行に関与する骨格筋の加齢変化」木村賛編著『歩行の進化と老化』てらぺいあ、2002より）

と、すらりと伸びた足先のバランス、いうなればカ強さと繊細さの調和が美しさの源であると感じています。しかし、走ることに特化した機能は、他の面では不得意な姿勢や運動をもたらしました。例えば、ヒトは滑らかな斜面でも横向きに立つことができますが、そのような場所でウマは上手に立てるのでしょうか。答えはノーです。ヒトが滑らかな斜面で横向きに立てるのは、足部の距骨下関節のお蔭です。正坐の説明でも出てきましたが、この関節が回内・回外運動を行い、距腿関節が底屈・背屈運動を担っています。この二つの関節の組み合わせで、足首と呼ばれるような自由な運動を行えるのです。ヒトは滑らかな斜面のみならず、岩がゴロゴロしたような悪路でも柔軟に対応できます

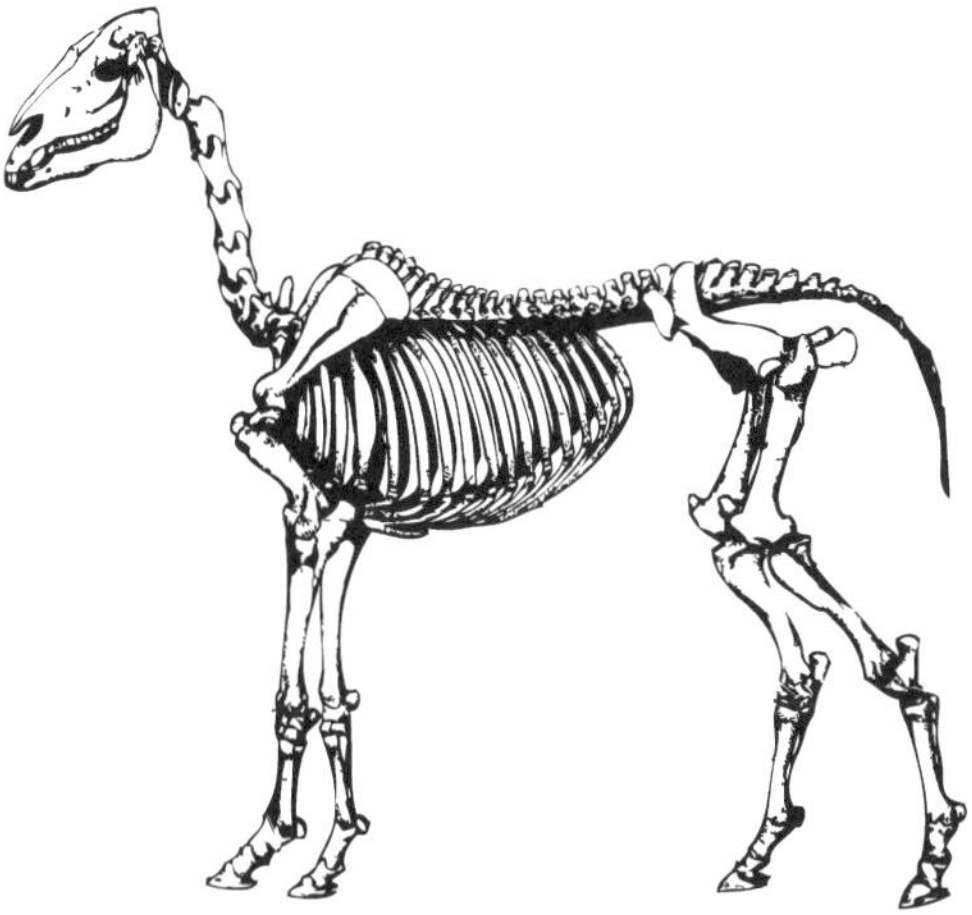

ウマの全身骨格図

が、それもこれも二足歩行に適応した足部の関節に負うところが大きいように思えます。

一方、ウマでは距骨下関節は近位足根間関節、距腿関節は足根下腿関節と呼ばれています。足根下腿関節はヒトと同様に底屈・背屈が可能ですが、近位足根間関節はほとんど可動性がありません。そのほかに回転運動を担えるような関節がないために、ウマは滑らかな斜面で横向きに立つなどということはできないのです。馬術や競馬で使用されている馬場は、砂や柔らかな土を敷いています。足で対応できない部分を足場の変形で補ってもらうためです。

余談になりますが、ウマの後肢で脛骨に続く長い骨は第三中足骨が発達したもので、ヒトで言うと前肢と合わせて中指だけで立っていることになります。そういうと何か滑稽に聞こえますが、草原に立つウマの姿は凛として美しいものです。

5

本当は難しい椅子からの立ち上がり動作

二本足で立つためには立ち上がらなくてはなりません。テレビではよく「直立する○○」などと、動物園で四足動物が立ち上がると話題となり、人気を集めます。それだけ、ヒトは自分たちと同じ仕草をする対象に親近感をおぼえるのでしょう。ヒト同士の会話においても、無意識に相手と同じ仕草をするのは、心理的距離を縮めるのに有効に作用しています。話が横道にそれましたが、四足動物では椅坐位から立ち上がるなどはとても考えられません。そもそも椅子に坐れないと言ってしまえばそれまでですが、ヒトは椅子から立ち上がるための特有の運動機能があるわけです。

ヒトがゆっくり立ち上がる場合、椅坐位から体幹を深く前に倒します。頭部・体幹・両腕（上肢）は体重の約70%を占めますから、体重心も前下方へ移動します。そして、重心線が足底に落ちたところで臀部を離床させ、股関節と膝関節を伸展させて立ち上がるのです。この際、大腿の前面にある大腿四頭筋と後面にある大殿筋、ハムストリングスが協調して活動し、きれいに股関節と膝関節を伸ばすことができます。

また、重心線が足底に入ってから立ち上がるので、立位になったときバランスを崩すこともありません。その昔、子どもたちが指一本で椅子から立ち上がらせないと言って、椅子に坐っているヒトの額に人差し指を当てて動けなくするのが流行りました。それは今説明した理由によるのです。

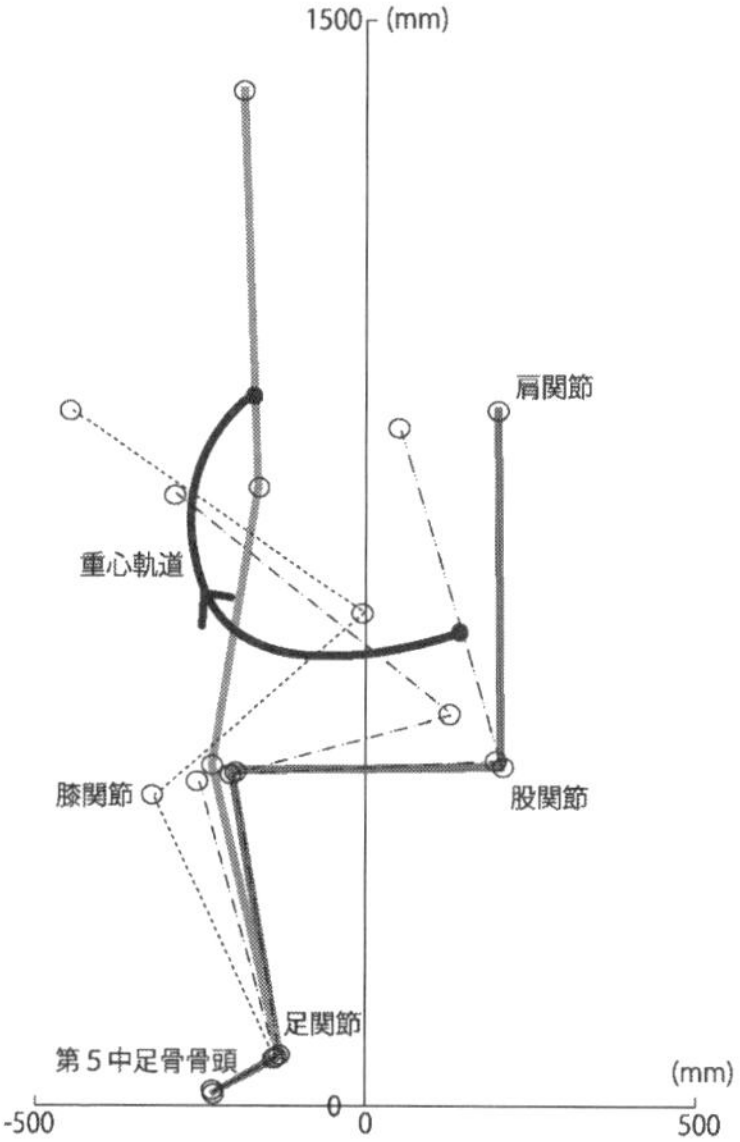

ゆっくりとした椅子からの立ち上がり動作における
スティックピクチャーと重心軌道

一方、クマなど二足で立ち上がる動物はヒトで言う高這い位（両手と両足を突いた姿勢）から立ち上がります。こうすると、重心線は膝関節の前方に位置するので、立ち上がる際には膝関節を伸ばす力は椅坐位からの立ち上がりに較べると小さくて済みます。そのぶん、ハムストリングスには負担がかかりますが、そこは四足動物で発達している筋ですから対応できるのです。

結局、ヒトが椅子から立ち上がれるのは、股関節を自由に動かせ、他の動物には見られないほど大腿四頭筋が発達しているお蔭なのです。ただし、運動機能が低下すると転倒の危険を伴う難しい動作であることも忘れてはなりません。

7

ヒトはなぜ速く歩くことができるのか？

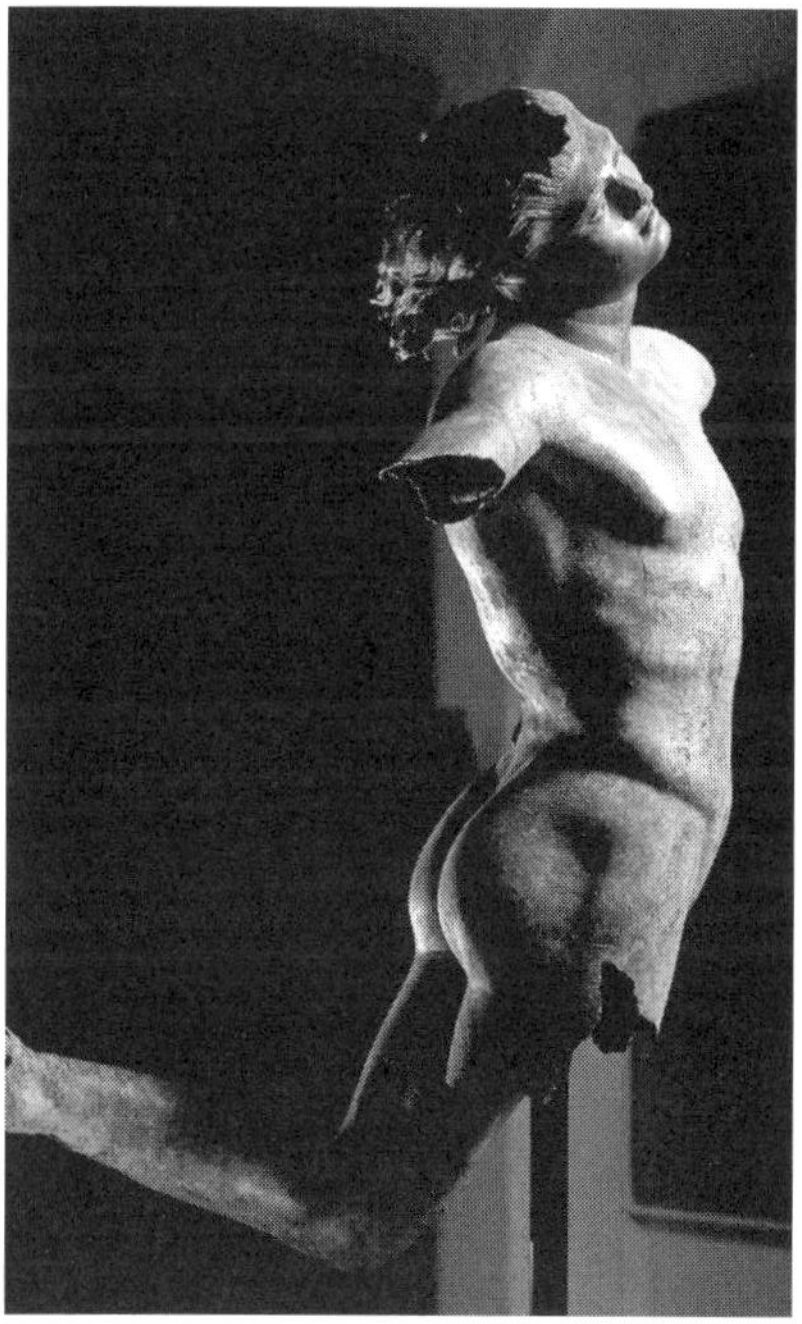

踊るサテュロス（撮影：小野祐次）

1

倒れながら進む

ヒトは二足歩行の特徴を最大限に活かしています。ところで、二足歩行と言っても、片足で立っている時間の方が圧倒的に長いのです。ヒトでは、踵を着いたときから、次に同じ足の踵を着くまでを一歩行周期と呼んでいます。一歩行周期を100％とすると、接地している割合は60％（立脚相《りっきゃくそう》）、足を浮かせて前に振り出している割合は40％（遊脚相《ゆうきゃくそう》）になります。そのうち、両脚で接地しているのはわずか10％ですから、足を着いている間のほとんどは片足で立っていることになるのです。

それでは、どのように進むのかと言いますと、基本的には倒れているのです。物質には質量があり、地球上では重力を受けていて、質量に重力加速度をかけた分だけ力として作用します。ヒトは立っているとき、体重心を作用点として地面を地球の中心に向かって押していると考えることができるのです。ここで、体重心とはバランスを崩さずに全重量を支えられる点のことを指します。長い棒の真ん中あたりを支えてバランスのとれる点がその棒の重心ですが、ヒトの体でも同じです。さて、体が地面を押しただけではヒトは地面のなかに沈んで行きます。沈まないためには地面が押し返してくれる必要があります。それを反力と呼び、これもまた一点に作用していると考えることができ、それを圧中心《あっちゅうしん》と言います。反力は足底から受けますので、圧中心は足底から離れることはありません。仮に、重心線が足底に落ちないとしたら、力は釣り合うことができず体は回転します。実は、この回転力を使ってヒトは前へ進んでいるのです。常に前へ前へと倒れながら、転倒しないように交互に左右の足を出しているのです。

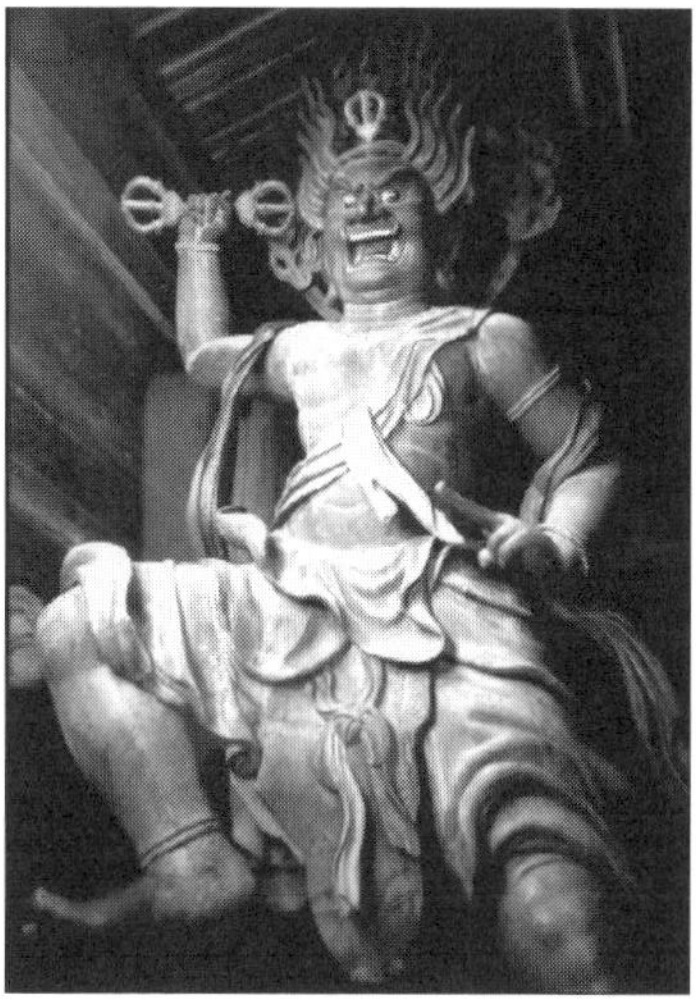

蔵王権現立像

（総本山 金峯山寺）

修験道の本山である吉野山の金峯山寺に祀られている蔵王権現立像は、ダイナミックな動きを表現しているとして有名です。足底と体の中心のズレは、右足を振り上げ、まさに前へ進もうとしている動的姿勢を表現しているのです。我々はその姿に生命の躍動感を感じているのかもしれません。

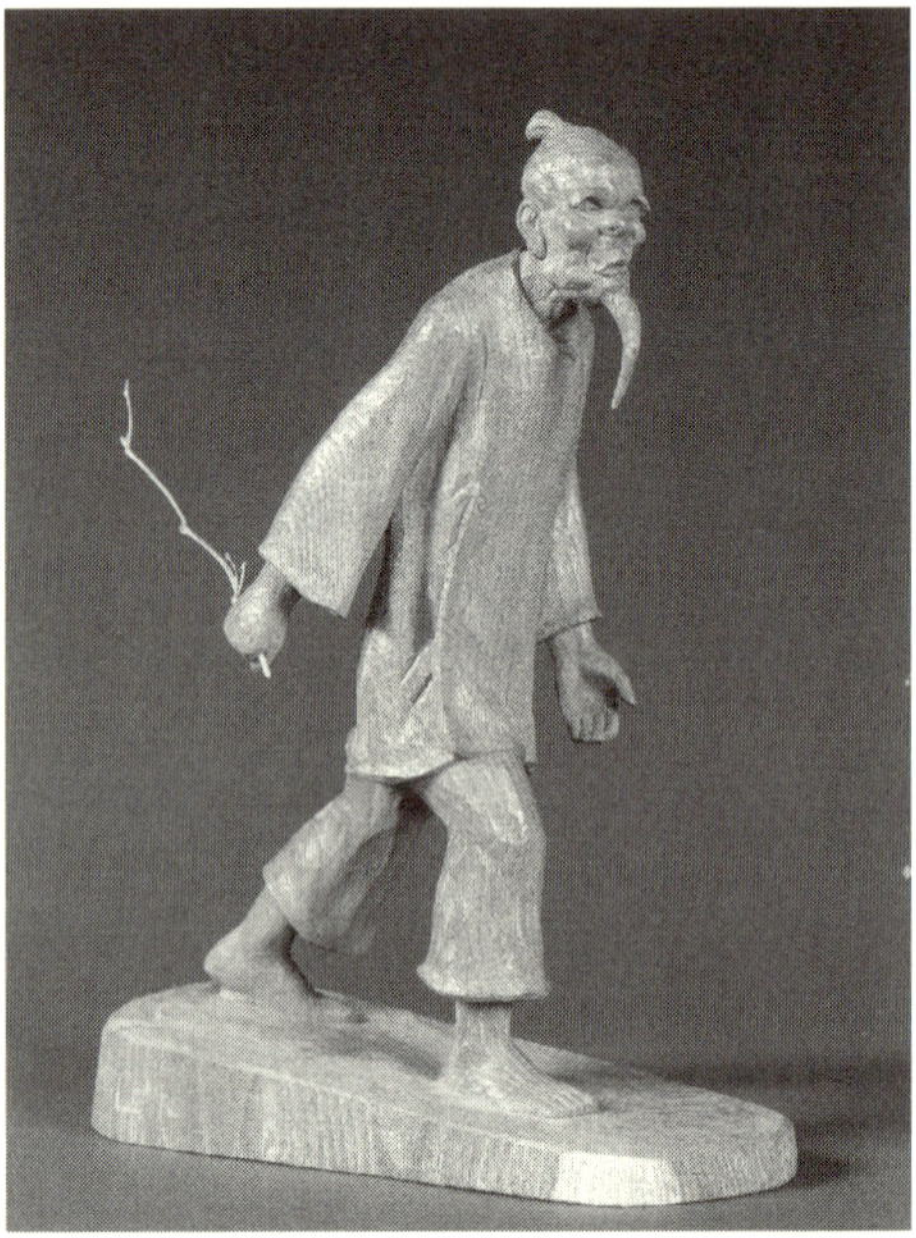

尋牛（平櫛田中作、1978年、井原市立田中美術館所蔵）

2 つま先立ちは凄い技

ヒトの歩行は倒れながら進むのが基本ですが、速く歩くにはそれだけではすみません。速く歩くための推進力は足底の蹴り出しによって得ています。これをプッシュ・オフ(push-off)と呼びます。速く歩いている人の姿を横から見ていると踵がしっかりと浮いて蹴り出しているのがわかります。この蹴り出しは、下腿三頭筋《かたいさんとうきん》によって成されています。下腿三頭筋はヒラメ筋と腓腹筋《ひふくきん》からなっています。骨についている部位が二つに分かれている筋を二頭筋、三つの場合を三頭筋と呼ぶのです。下腿三頭筋はアキレス腱となって踵骨にまとまって付いていますが、腓腹筋は二頭筋でヒラメ筋と合わせて下腿三頭筋というわけです。また、ヒラメ筋は後ろから見ると本当に魚のヒラメのような形をしています。ただ、腓腹筋の下に隠れているので、表面から触れられるのはほんの少しだけです。

さて、歩く速さは一歩で進む距離（歩幅《ほはば》）と歩調《ほちょう》（歩行率《ほこうりつ》）によって調整されています。ゆっくり歩くときは歩幅も小さく、歩行率も小さいのです。それが、速くなるにしたがい同じ割合で歩幅と歩行率が増加してきます。この比率を歩行比と呼びますが、ヒトではこれが一定だというのですから驚きます。しかも、エネルギー効率が最もよくなるように増加するのです。ヒトの自然な動きは、このようにコストを最小限に抑えるようにできています。話は飛びましたが、速く歩くとおのずと歩幅が大きくなります。ここで問題が生じます。ヒトの股関節はほとんど伸展しない、すなわち体の後ろに大腿部が回りにくくなっているのでした。これを補償しているのが膝関節の屈曲と足関節（距腿関節）の底屈です。膝の屈曲は足を後ろにもって行き、前足と同じ程度に振り出すことを補償します。もう一方の足関節底屈は膝を曲げると体が沈み上下動が激しくなるので、それをつま先立ちするように防いでいるのです。ただ、速く歩くためにちょうどpush-offで底屈運動をしなければならないので、一石二鳥と言うわけなのです。歩行を見ると、いくつもの合理的な理由がヒトの動きのなかにあるといつも感心させられます。

3

ヒトかフラミンゴか
——片足でも立っていられる理由——

ヒトは片足立ちで体重を瞬間的に支えられるだけでなく、驚くことに姿勢を保持することもできます。歩く場合には倒れるわけですから重心線が足底に落ちなくともよいのですが、片足立ちを保持する場合には少なくとも支えている脚の足底に重心線が落ちていなければなりません。加えて、バランスを保持して片足で立ち続けるためには、重心線と圧中心が重なる必要があります。しかし、動物では呼吸なり、心臓の拍動などがあり、椅子やテーブルなどの静物のようにはいきません。多少なりとも重心がいつも動揺しているので、圧中心を微妙に調整して合わせる必要があります。そこで、ヒトでは距骨下関節を用いて、足首を左右に振りながら圧中心を調整しています。片足で立ってみて、足首の動きを感じてみてください。一所懸命に動いているのが分かると思います。

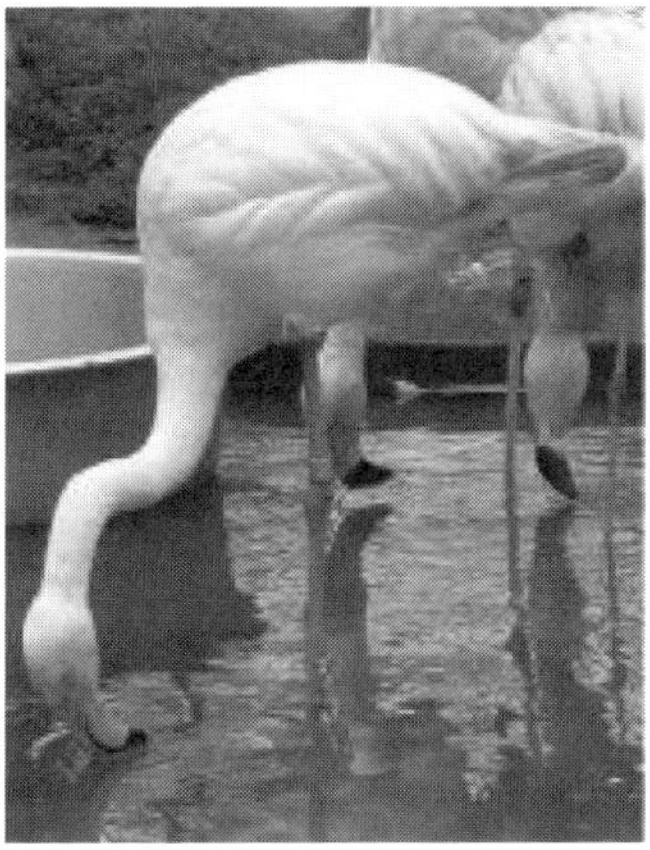

ヨーロッパフラミンゴ

（©秋田市大森山動物園）

一方、ヒトの他に片足立ちをする動物には、脚の長い鳥類、フラミンゴ、ツルなどがあげられます。ただし、その機構はヒトとは大きく異なります。フラミンゴを例にしますと、形態学的に見て大腿骨頭は球形とは程遠い形をしており、股関節の運動をかなり制限しています。そのことが左右への体幹の動揺を抑えることに役立っているのです。また、股関節は屈曲し、膝関節部分は羽根の下に隠れてよく見えません。体から地面に向かって伸びている細い脚は、ヒトでは脛の部分にあたります。また、中間に見える関節は踵の部分です。そうしますと、地面と接しているところは足の指に相当し、ヒトで言うとつま先立ちをした状態で立っていることになります。ところで、フラミンゴの足趾《そくし》は四本のうち三本が前にある三前足趾と呼ばれるタイプで、指の伸びている方向に特徴があります。第3趾（中趾）を中心として、第2趾（内趾）と第4趾（外趾）は大きく側方へ開き、扇の形をしています。ヒトでは足部をローリングさせることにより圧中心を制御していましたが、フラミンゴでは広く開いた指先で安定性を確保していると考えられます。また、最近では一般的に平衡機能のセンサとして知られている三半規管の他に、鳥類では腰仙部に特殊なセンサがあり、二足歩行時のバランスの保持に機能していることが分かってきました。ただ、意外なことになぜフラミンゴが片足で立って休むのかについては明確な結論が出ていません。有力な説としては、水辺の生活において熱の損失をなるべく防ぐためであると考えられています。

さて、ヒトでは年齢を重ねると一般に足部の機能から低下することが知られています。文部科学省が毎年体育の日に行っている新体力テストにおいて、65歳以上のテスト項目には開眼片足立ち時間が入っています。長く立てないと日常生活で転倒する危険性が高まるというわけです。そのような訳で、ちょっとした時間に片足立ちをしてみるのも、若さを保つ秘訣かと思います。

4 モンローウォークの原因は筋力不足？

ヒトが片足で立つためには足首の動きが重要です。しかし、それだけでは十分ではありません。片足で立つということは、支持している脚に全体重がかかるわけですから、まずは股関節の安定性が重要になるのです。四足動物と較べてヒトでは骨盤が左右に大きいため、前方から見ると（これを前額面《ぜんがくめん》と呼びます）体の中心近くにある重心線は股関節から離れてしまいます。そのため、片足で立っているときには、支持脚の股関節を中心として挙上している脚の方へ回転する力が作用します。何もしなければ、骨盤が回転してしまうのです。実はこれがモンローウォークの正体で、あえて重力に任せて骨盤を回転させ、腰を振るのです。さて、一般のひとはそんなに腰がぶれては不安定ですから、それに対抗するため臀部の外側に強力な筋を用意しました。中《ちゅう》殿筋《でんきん》、大殿筋《だいでんきん》、大腿筋膜張筋《だいたいきんまくちょうきん》です。それにもう一つ、形態学的な機構として、大腿骨に頸を用意したのです。大腿骨において外から見て分かりやすいのは、太ももの部分である大腿骨骨幹と、臀部の外側で突起として触れることができる大転子です。大転子は臀部外側の筋に付着部を与えています。肝心の大腿骨の頸は、大転子部から股関節を形成している大腿骨骨頭までの間を指し、ヒトでは他の動物と比較して随分と長いのです。ウマやウシなどではほとんど頸なしです。大腿骨頸部が長いことはヒトにとって二つの大きなメリットがあります。一つ目は、股関節の運動中心（骨頭部分）から筋張力作用線までの距離を確保し、大きな外転モーメントを発生させること

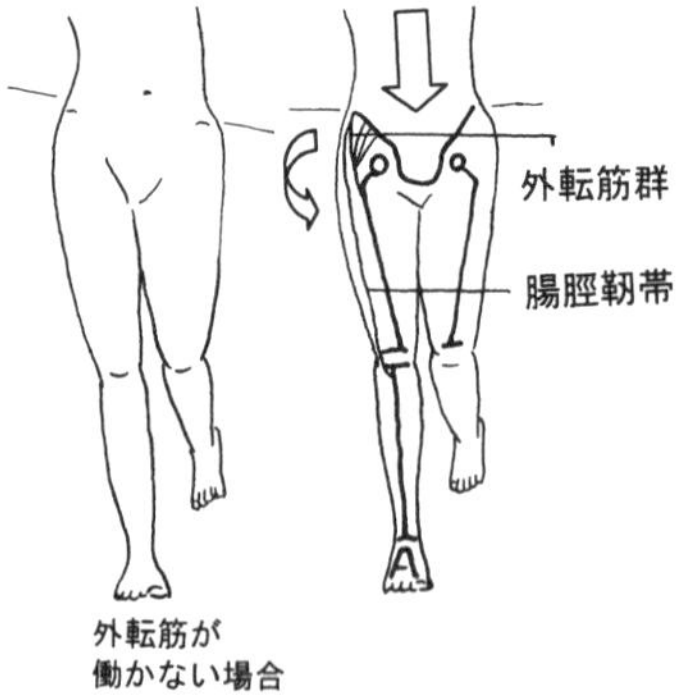

トレンデンブルグ歩行

ができること、二つ目には股関節の動きを制限せず大きな可動域を確保できることがあげられます。

さて、このような機構を用意していても臀部の外側にある筋が痩せてしまって（筋《きん》萎縮《いしゅく》）、力が足りなくなると、片足で立ったときいやおうなしに支持脚とは反対方向に骨盤が回転し、お尻が下がっているように見えます。これをトレンデレンブルグ徴候と呼んでいます。また、歩いている際にこのような現象が生じる場合、その歩行をトレンデレンブルグ歩行といいます。まさか、マリリン・モンローがそうであったとは考えられませんが、魅力的な歩き方と病的なサインが似ているというのは、何とも不思議な気がしてならないのです。

8

ヒトはなぜ滑らかに方向転換できるのか？

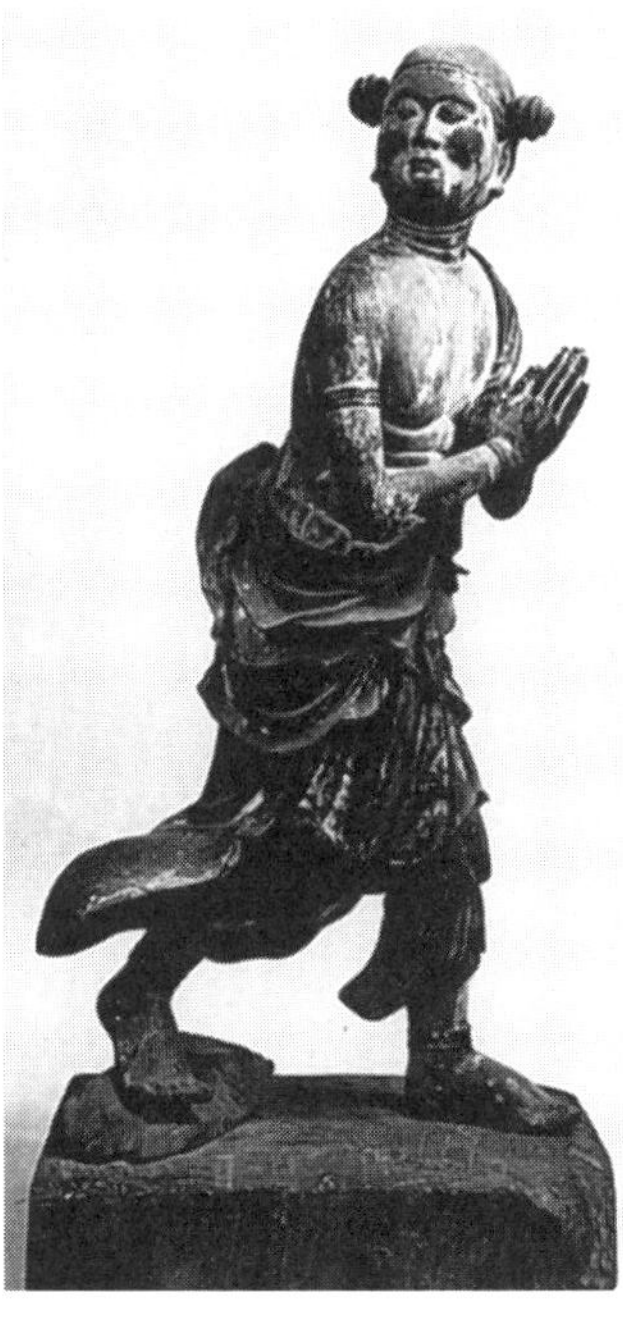

善財童子

（快慶、1203年、別格本山　安倍文殊院）

1 卵はよくまわる

二足歩行も他の動物からすると驚異的ですが、方向転換の滑らかさはこれまた芸術的と言えるでしょう。急に横へ進路を変えたいと思えば、次に振り出す足で方向を左右へ変えられるのです。このとき、軸足になっている脚はどのように対応しているかというと、膝の回旋がポイントになります。股関節は球関節であり、あらゆる方向へ運動性をもっていることは説明しました。一方、膝関節は卵のような形態をとっていて、顆状関節《かじょうかんせつ》と呼ばれています。「顆」とはまるいものを指し、この場合は卵に喩えられます。この卵を二つ横に並べることと、靱帯によって動ける方向を制限して、曲げ伸ばし（屈曲、伸展）と回旋のみができるようにしています。荷重関節として運動性と安定性を両立させるためです。

荷重をしながら回旋するためにはこの構造が適しているのですが、膝関節の曲げ伸ばしという点では少々難があります。ヒトの動作では膝を伸ばしたり曲げたりすることが多く、しかも大きな力を必要とします。動物は関節の運動をモーメントという回

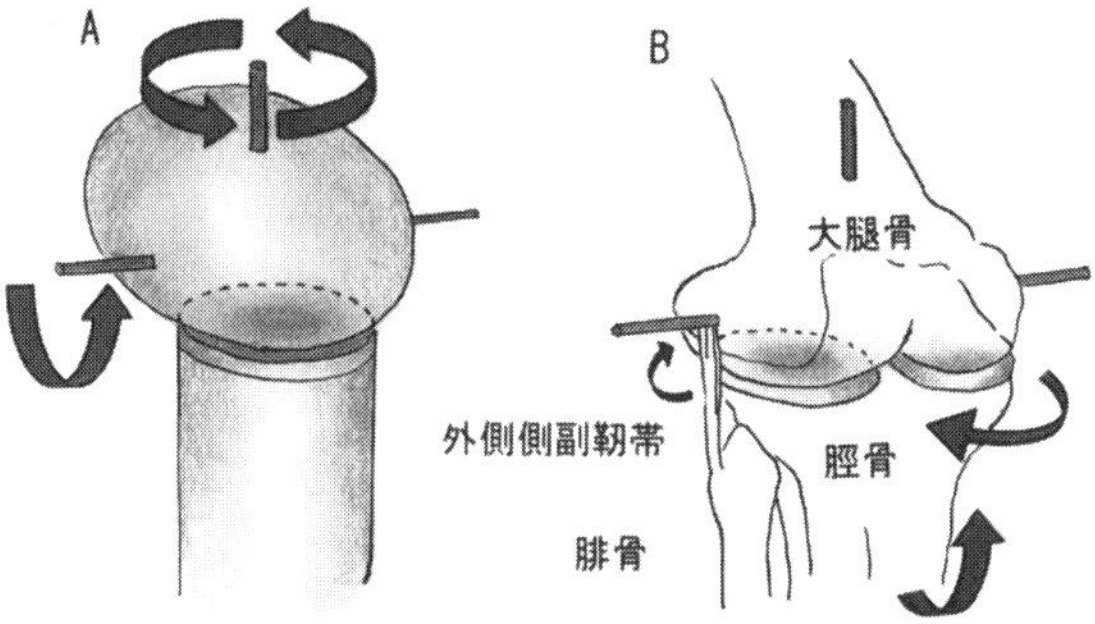

顆状関節としての卵のモデルと膝関節

(Neumann DA : Kinesiology musculoskeletal system 2002より作成)

転力でつくり出していますので、関節の運動中心から力の作用線まである程度の距離（モーメントアーム）が必要になるのです。ここで問題になるのは、膝を伸ばすために作用する太もも前面にある大腿四頭筋の付着部です。モーメントアームを長くするには、これまで説明してきたように骨の出っ張り（突起）を発達させるのが常とう手段なのですが、ヒトは膝立ちのように膝を突いた姿勢をとることが多いので、下腿の骨に大きな突起をつけるわけにはいきません。そこで登場するのが膝のお皿です。これは膝蓋骨と呼ばれ、文字通り膝に蓋をするような丸い形をしているわけです。一方、解剖学では種子骨として分類されています。種子骨とは筋のなかに埋まっていて、筋の作用を助ける機能を持っている骨のことです。手のひらにも多く見られます。膝蓋骨は大腿四頭筋の種子骨で、膝関節の運動中心から筋張力の作用線を遠ざけるためにあるのです。しかも、膝を突くときには上に滑走して、邪魔にならないようになっています。これもまた絶妙な仕組みなのです。

2

ペンギンは方向転換が苦手
――膝関節と股関節の協調性――

立位で移動する動物はヒトだけではありません。愛嬌のある動きで子どもたちに人気のペンギンも同じ移動手段をとります。ペンギンは防寒のためにたっぷりとした皮膚と美しい羽毛で脚を覆っていますので、脚の形がよく分かりませんが、実はしゃがみ込んだ姿勢をとっています。日本人を含む東洋人はしゃがみ込んだ姿勢をよくとり、これを蹲《うずくま》るまたは蹲踞《そんきょ》と呼びます。足部が柔軟でなければとれない姿勢で、欧米人は苦手としています。話が飛びましたが、ペンギンの膝関節はヒトと似たような構造をしています。むしろ他の鳥類と比較して、脚の構造はヒトに近いのです。しかし、滑らかな方向転換はそれだけでは実現できません。股関節と膝関節の協調が重要なのです。股関節と膝関節がある程度伸びた状態（伸展位）で回旋することが、滑らかな動きを引き出せることにつながります。まず、頭部と体の中心である脊柱が行きたい方向へ回旋します。それを受けて、骨盤が回旋し、大腿骨が回旋するのです。関節は骨と骨とのつなぎ目ですから、骨がどのように動くのかが大切です。つまり、ヒトのように脚がある程度伸びた状態で歩いていると、方向転換も上手に行える可能性が出てくるということになるのです。曲がった状態では、大腿骨が行きたい方向へ上手くまわりません。

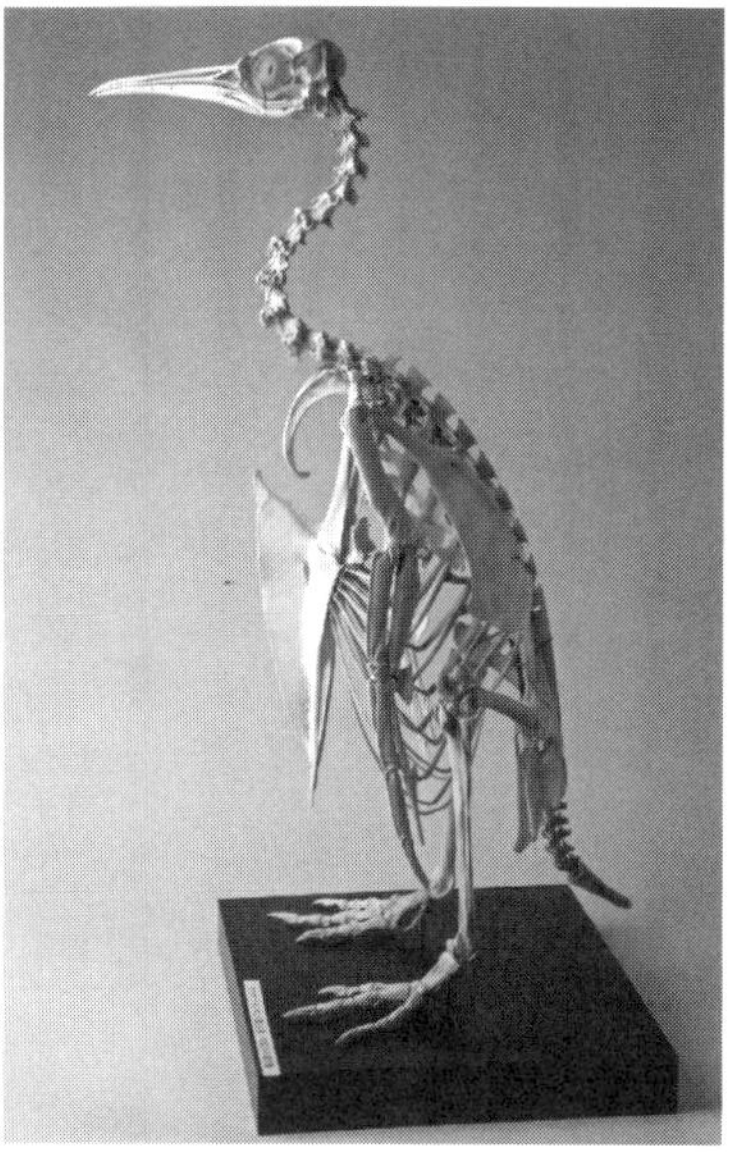

ペンギンの全身骨格

（松岡廣繁総指揮『鳥の骨探』エヌ・ティー・エス、2009、豊橋総合動植物公園所蔵）

さて、ペンギンは鳥類ですが、他の鳥と大きく異なり、ヒトに近い特徴を持っています。写真を見て気づくでしょうか。そうです肩甲骨が大きいのです。基本的に、鳥は羽ばたくことによって飛び立ちますので、そのための強い筋が必要で、重心を安定した場所に位置させるために胸に機能を集めています。羽を振り下げるのが胸筋《きょうきん》（ヒトでの大胸筋《だいきょうきん》）で、振り上げる筋は烏《う》口上筋《こうじょうきん》（ヒトでは小胸筋《しょうきょうきん》）です。胸筋に較べ、烏口上筋は小さいのですが、空中では十分です。しかし、水中を飛ぶように泳ぐペンギンは、水の粘性抵抗に打ち勝つための強い筋が背部に必要となりました。そのため、肩甲骨が大きくなり、羽を振り上げる機能を強化しているのです。後方に腕を振り上げるために肩甲骨の下部が大きくなったヒトと似ていて親近感を覚えずにはいられません。

9

ヒトはなぜバットを振ることができるのか？

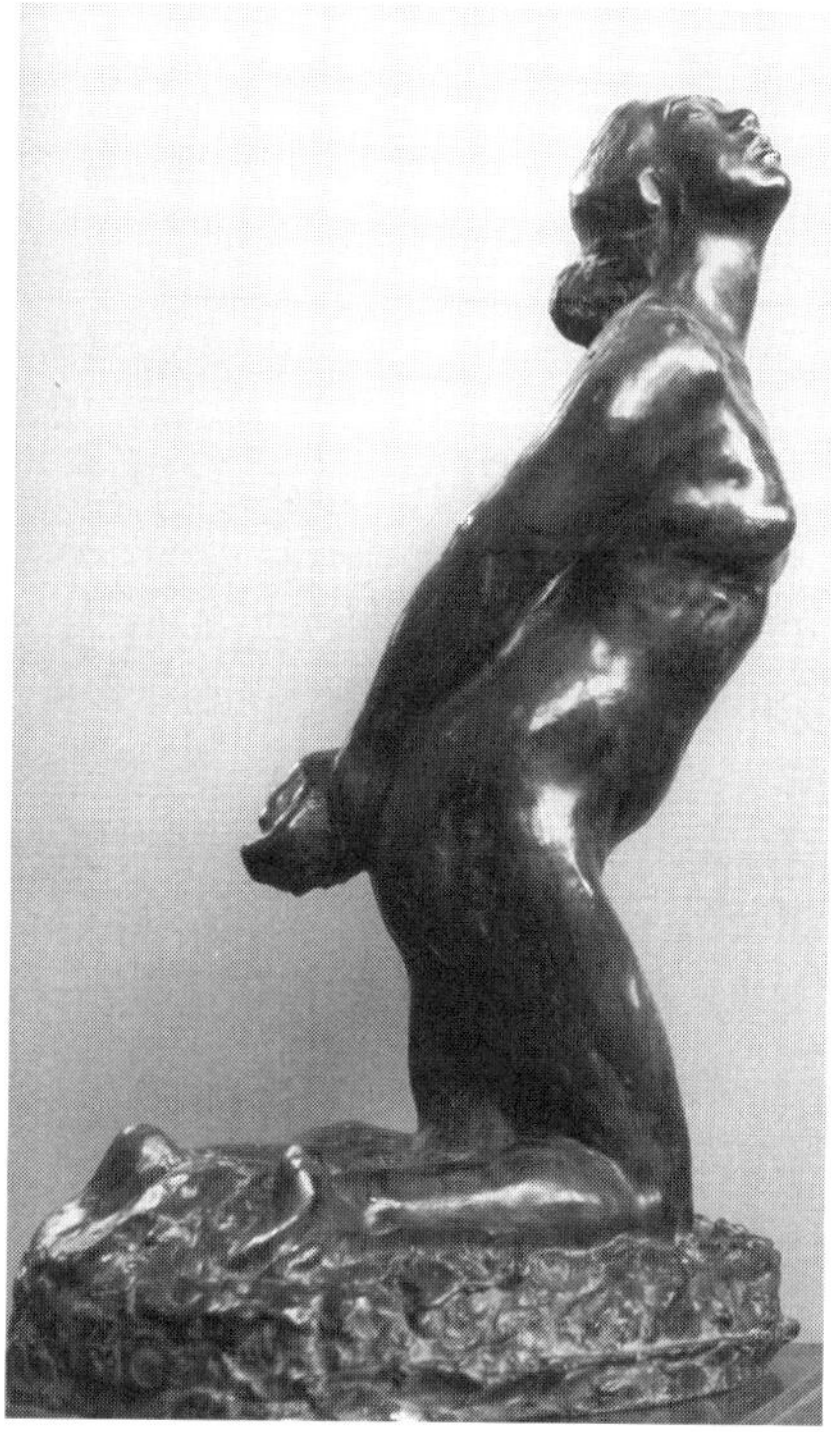

女（荻原守衛作、1910年、碌山美術館所蔵）

1 実のところ腰椎は回旋が苦手

日本人にとって野球は国民的スポーツの一つです。監督やコーチが選手にバッティングを指導する際には「ぐっと腰を入れて」とか、「腰を上手く回して」などと表現しますが、実際には腰椎は回旋運動のできない構造になっているのです。脊柱は小さな椎骨が幾層にも重なり合ったものの総称です。ヒトにおいては、頸椎7個、胸椎12個、腰椎5個、仙椎5個、尾椎3～4個の椎骨からなり、仙椎と尾椎は癒合して一つになっているので仙骨、尾骨と呼ばれます。この椎骨は椎間板《ついかんばん》というクッションを挟みながら、椎骨から出ている上下の関節突起を介して結合（椎間関節）しているのです。実は、脊椎の運動はこの関節突起の向きによって決まります。腰椎の関節突起は横向きに垂直に立っており、回旋をほとんど許しません。胸椎、頸椎になるにしたがって斜めになり、上部脊椎の方が回旋しやすい構造になっているのです。ですから、腰は骨盤とともに体幹の土台としてどっしりと構えています。ただし、腰椎は曲げ伸ばしだけは得意です。これもまた歩行と関係してきますが、股関節が伸展できない

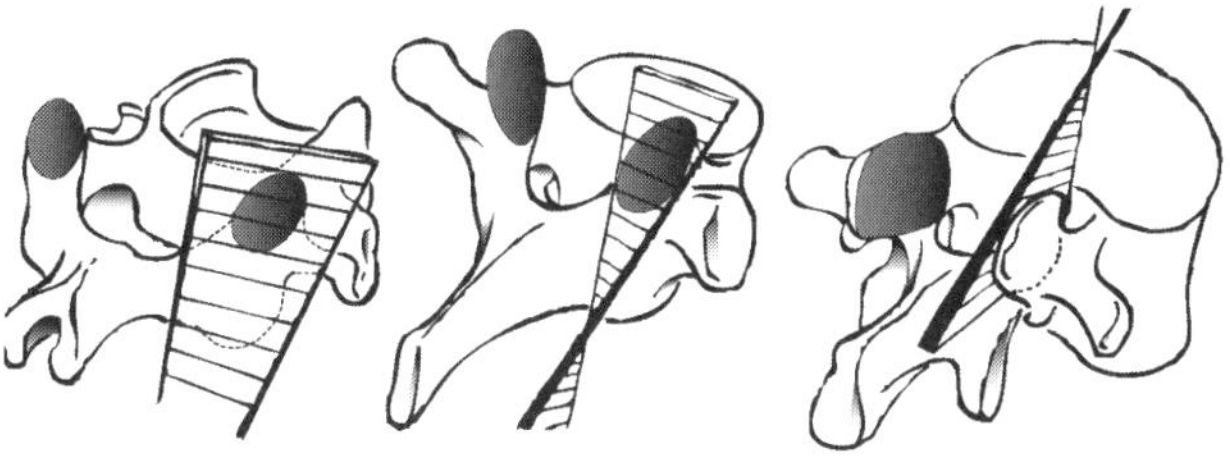

椎間関節の傾斜方向

分、実は骨盤が前に傾いて脚を後ろへ移動できるように補償しています。骨盤を前後に傾けるためには腰椎の曲げ伸ばしが必要になってくるのです。

さて、胸椎は関節の数が多いだけに少しずつですが回旋して体幹を捻ることに寄与します。しかし、それでもバットを振るには十分な量ではありません。野球を観ていると体から結構遅れてバットが出てくるように見えますね。回転力を効率よくバットに伝えるためには遅れて出てくる必要があるのです。この遅れは肩甲骨の運動で補われています。捕手側の肩甲骨が脊柱側により（内転運動）、投手側の肩甲骨が外側に動き（外転運動）、脊柱の回旋で不足している部分を助けているのです。当たり前のことですが、バットを振るということは全身の関節運動を協調させてのみ実現できることなのです。

2 打者が投手を見られるわけ

ホームベースに向かってバッターボックスに立つ打者が投手に顔を向けて

いる姿は、よく考えると不思議な姿勢ではありませんか。これは頸の機能によるところが大きいのです。ところで、首と頸の意味の違いを知っているでしょうか。常用字解によると首という字は、髪の毛と目からなっており、本来頭部を含めていました。一方、頸は巠《けい》により、織機にたて糸をかけ渡し、下端に横木をつけて糸をまっすぐ張っている形をいいます。茎はそれに草かんむりをつけて、植物のまっすぐ伸びている様を表現しました。人体でも頸の他に脛《すね》に用いられています。すなわち、頸はまさに頭の下のまっすぐ伸びた部分を指すのです。

一般には背骨と呼ばれる脊椎は、頸椎、胸椎、腰椎、仙椎、尾椎からなっており、哺乳類ではおおよそ数が決まっています。どんなに頸が長くても頸椎は7個が基本となっているのです。キリンでさえも7つなのです。さて、頸椎は他の部分と異なる特徴があります。何せ、大きな範囲を動かせる（可動域）必要がありますから、大変です。動きが良いことは不安定につながるからです。大きな可動域と安定性を両立させるために二つの機構を用意しました。一つ目は環軸関節《かんじくかんせつ》で、二つ目はルシュカ関節と呼ばれる機能的関節です。機能的関節とは関節の構造をとっていないけれども、関節と考えた方が便利な機構を指します。さて、環軸関節はヒトのみならず多くの動物に見られ、頸を回すのが得意な関節です。第二頸椎にある軸突起《じくとっき》に輪のような形の第一頸椎がかかっているような形態をとっています。輪投げの棒に投げ輪がかかっているような印象で、ヒトでは特に動きが良くなっています。一方、ルシュカ関節は各椎骨の椎体と呼ばれる部分が、お椀のような形をしてどちらの方向に動いても安定する構造になっているものです。直立位で真横に振り向けるというのはいかにもヒトらしい動きなのです。

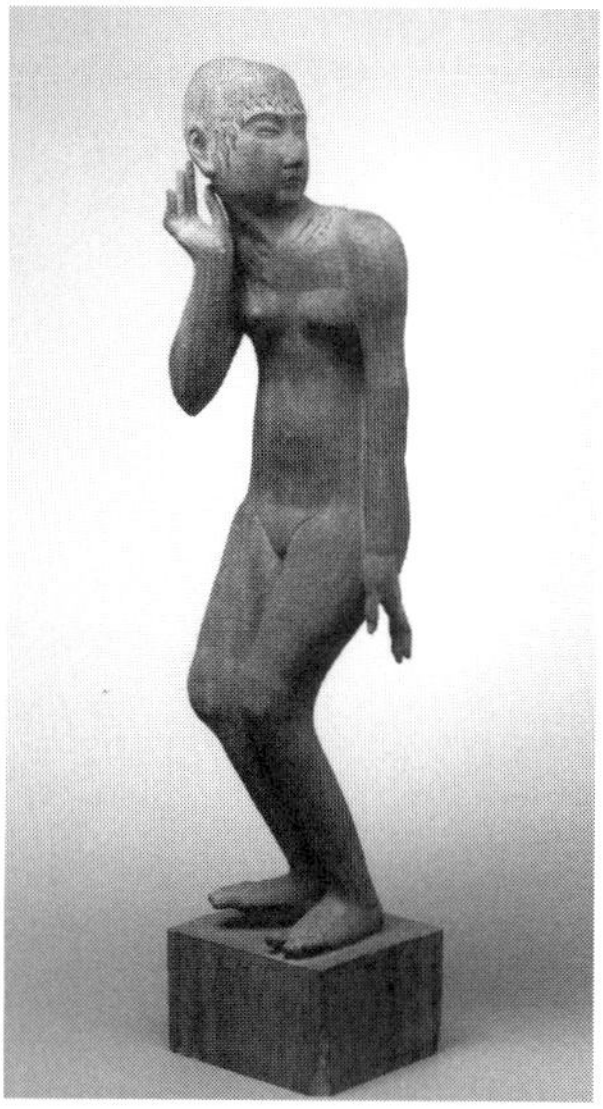

花園に遊ぶ天女

（橋本平八作、1930年、東京藝術大学所蔵）

10

ヒトはなぜお腹を引っ込めていられるのか？

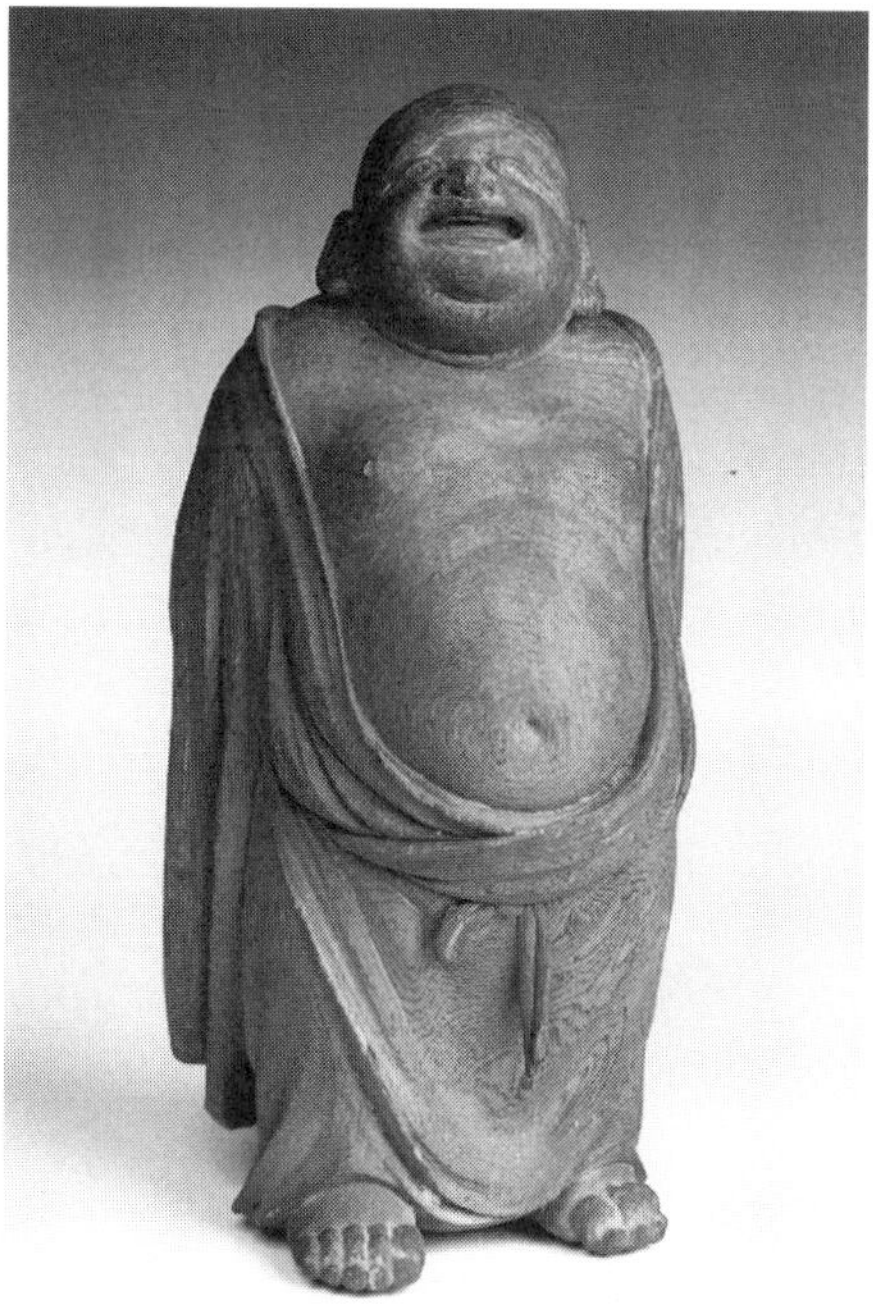

布袋（平櫛田中作、1914年以前、井原市立田中美術館所蔵）

1

きついズボンを穿《は》くために

細いウエストのズボンを穿くときに、お腹を引っ込めた経験は多くの人があるのではないでしょうか。また、世の中年男性はメタボリックシンドローム検診で腹囲を測られるときに、お腹を引っ込めたくなる衝動を抑えるのに必死だと思います。やるかやらないかは別にして、実際にヒトはお腹を引っ込めたままでも呼吸ができます。ご存知のように呼吸するとお腹が出たり引っ込んだりするわけですから、それを腹式呼吸と呼んでいます。基本的に腹式呼吸だけで肺に空気を取り込んでいるとしたならば、お腹を引っ込めたままでは苦しくなるでしょう。でも、呼吸を続けることができます。

ヒトには呼吸をするための二つの機構があります。一つはこれまで出てきた腹式呼吸で、もう一つは胸式呼吸です。腹式呼吸は胸部（胸腔《きょうくう》）と腹部（腹腔《ふくくう》）を分けている横隔膜《おうかくまく》という筋で行っているもので、この筋は魚類から爬虫類に進化した際に、鰓《えら》呼吸を補助していた頸筋がそのまま胸の底まで移動した筋です。余談ですが、この筋

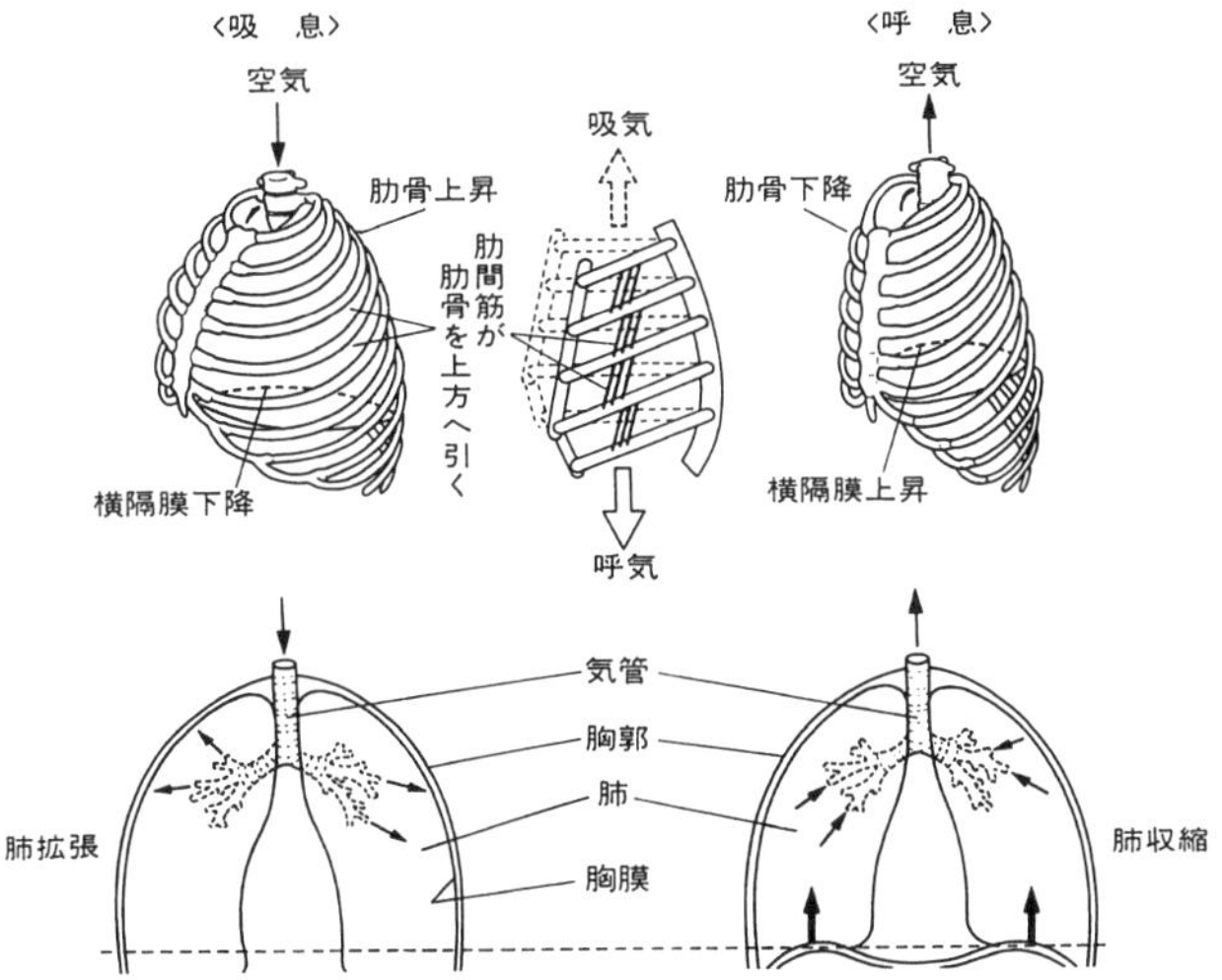

胸式呼吸と腹式呼吸（横隔膜呼吸）の原理

（中村隆一ほか『基礎運動学　第6版』、医歯薬出版、2003）

を支配している神経（横隔神経）は第四頸髄から出ていて、頸からお腹まで細長く伸び、進化の痕跡を残しているのです。横隔膜は弛緩しているとドーム状になっており、収縮するとピンとまっすぐになります。そうすると胸腔が大きくなり密閉された部分が陰圧となって肺に空気が入る仕組みです。横隔膜が収縮すると腹腔は押されますので、お腹が押されて出てきます。お腹で呼吸しているわけではありませんが、見かけ上は腹で呼吸しているのです。もう一方の胸式呼吸は肋骨がバケツの柄のように持ち上がって胸腔を広げるものです。お腹を引っ込めたまま呼吸できるのは、胸式呼吸がしっかりと機能しているお蔭なのです。

2

深呼吸するとき腕を挙げる理由

日本人であればラジオ体操は体に染み付いているから不思議です。小さい頃に繰り返し練習し、運動学習されたものはしっかりと記憶されているのでしょう。それでも、小さい頃には理解できない動きがありました。最後に深呼吸するときに手を挙げることです。子ども心に腕を挙げると疲れるから、下げたまま深呼吸した方が落ち着くのではないかと考えました。今になってみると理にかなった動きであることが分かります。

ヒトは呼吸のために二つの機構を用意しています。腹式呼吸と胸式呼吸です。そのうち、胸式呼吸は肋骨をバケツの柄のように持ち上げて胸腔を広げ、密閉された部分を陰圧にして肺に空気を取り込むものでした。それではどのように肋骨を持ち上げているのでしょうか。基本は頸にあります。頸椎の横突起と言われる部分から上部肋骨についている斜角筋《しゃかくきん》が、まずはしっかりと肋骨を持ち上げます。次に肋間筋《ろっかんきん》の出番です。肋間筋は各肋骨の間についているもので、外《がい》肋間筋と内《ない》肋間筋があります。外肋間筋は下位肋骨の腹側へ傾斜してついています。肋骨の挙上は脊椎との関節（肋椎関節）をもとにしていますので、外肋間筋が収縮すると下位肋骨の回転力が上位肋骨より大きくなり、全体としては肋骨を挙上するように作用するのです。

ところで、腕を挙げるとどうなるのでしょうか。腕と肋骨（正確には肋軟骨部）との間には強大な大胸筋がついています。腕を挙上すると、大胸筋が伸張されて肋骨を引き上げるように作用します。さらに体がわずかに伸展して、深い呼吸をすることが楽にできるようになるのです。この仕組みが分かると、ラジオ体操もしっくりと締めくくれるようになりました。ヒトにおいて腕が自由になったからこその賜物です。

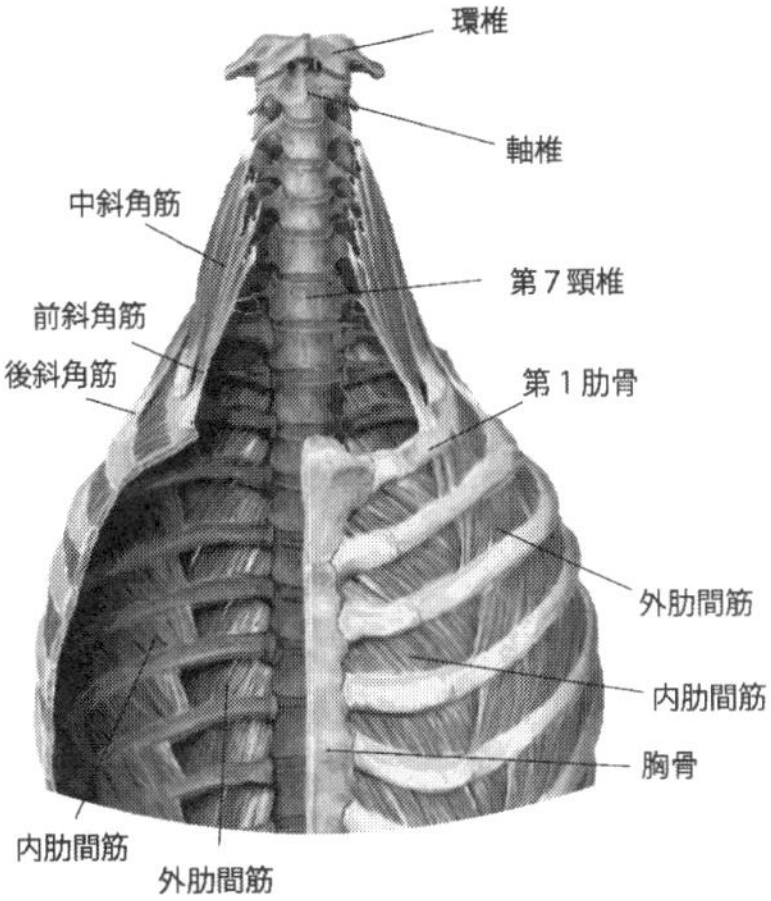

斜角筋の走行

3 お腹を引っ込めて腰痛予防

二足で立ち上がり直立位になることで、ヒトは腕を自由に使えるようになり、脳も発達したと考えられています。

しかし、重力に抗して立ち上がっているだけに、負担を強いられる身体部位も出てきました。腰部はその代表です。補償のための機構として脊柱の彎曲などを生み出しましたが、それでもなお負担は大きいのです。これが肥満体型になるとなおさらのことです。肥満者の多くは腹部に内臓脂肪と呼ばれる中性脂肪を大量に蓄えた白色脂肪細胞を溜め込んでしまいます。こうなりますと、横隔膜より下の部分である腹腔の容積が大きくなり、お腹が出てくるのです。身体運動学的にみると、お腹が出ることにより体幹の重心が前に移動しますので、その分、腰をそらして（腰椎前彎）重心を元に戻そうとしていると捉えることができます。腰が過度に前彎（伸展）した状態が続きますと、脊椎のつなぎ目である椎間関節にも無理な力が加わり、腰痛の原因にもなりえます。また、体幹が重い分だけ椎間板や背中についている脊柱起立筋の負担も大きくなるのです。ところで、肥満体型のヒトでは腹筋も衰えているから不思議です。腹筋の筋力が低下するという現象は分かっていても、明確な理由は分かりません。運動不足の人が肥満になりやすいので、筋力も徐々に低下しているとも考えられます。それにしても、この腹筋の筋力低下は腰にとってはマイナス因子です。なぜなら、腹筋がしっかりしていると腹圧を高めることができ、体の支えになるからです。斜めに立てた棒に、しっかりとした厚いゴムのバルーンを置けば十分支えになることは容易に想像できるでしょう。このことは、何かを持ち上げるときに特に大切になります。例えば、漬物石を持ち上げる、米袋を持ち上げるときなど、お腹にも相当の力が入りますね。テコの原理からすると、腹筋は働かなくともよいのですが、腰を支えることからすると腹筋を働かせ腹圧を高めることが必要になるのです。最近では、特に腹横筋《ふくおうきん》と呼ばれる腹部の深層にある筋が、腹圧を高めるために重要であると注目されていますが、何せ深層にあるため十分に機能が解明されているとは言えません。これからの研究に期待です。

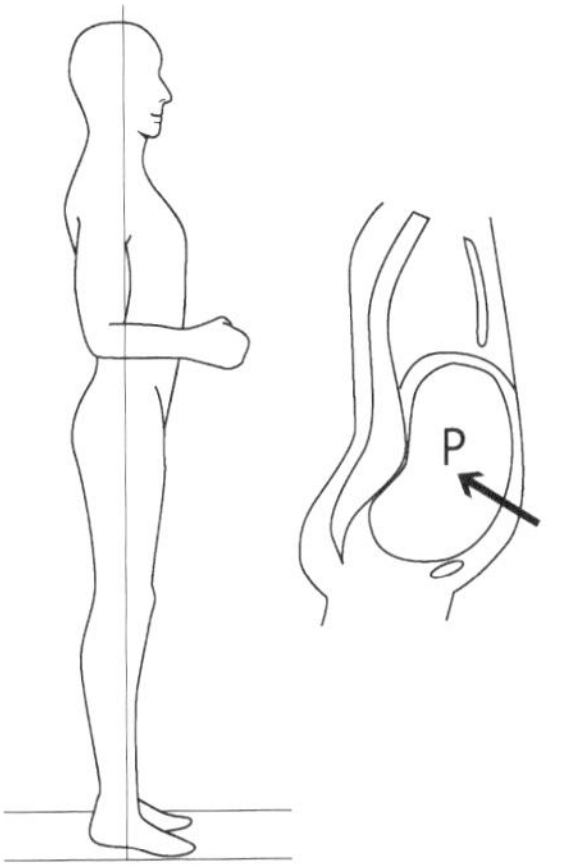

腹腔内圧と脊柱支持

さて、腹筋を鍛えるのに難しい体操はいりません。椅子に坐りながら、体幹を可能な範囲でゆっくりと、そしてしっかりと左右へ捻る。次には後ろへゆっくりと倒す。そのようなことで、十分にお腹に力の入ることが実感できるはずです。仕事の合間に10回でもできれば、気分もすっきりとするのではないでしょうか。

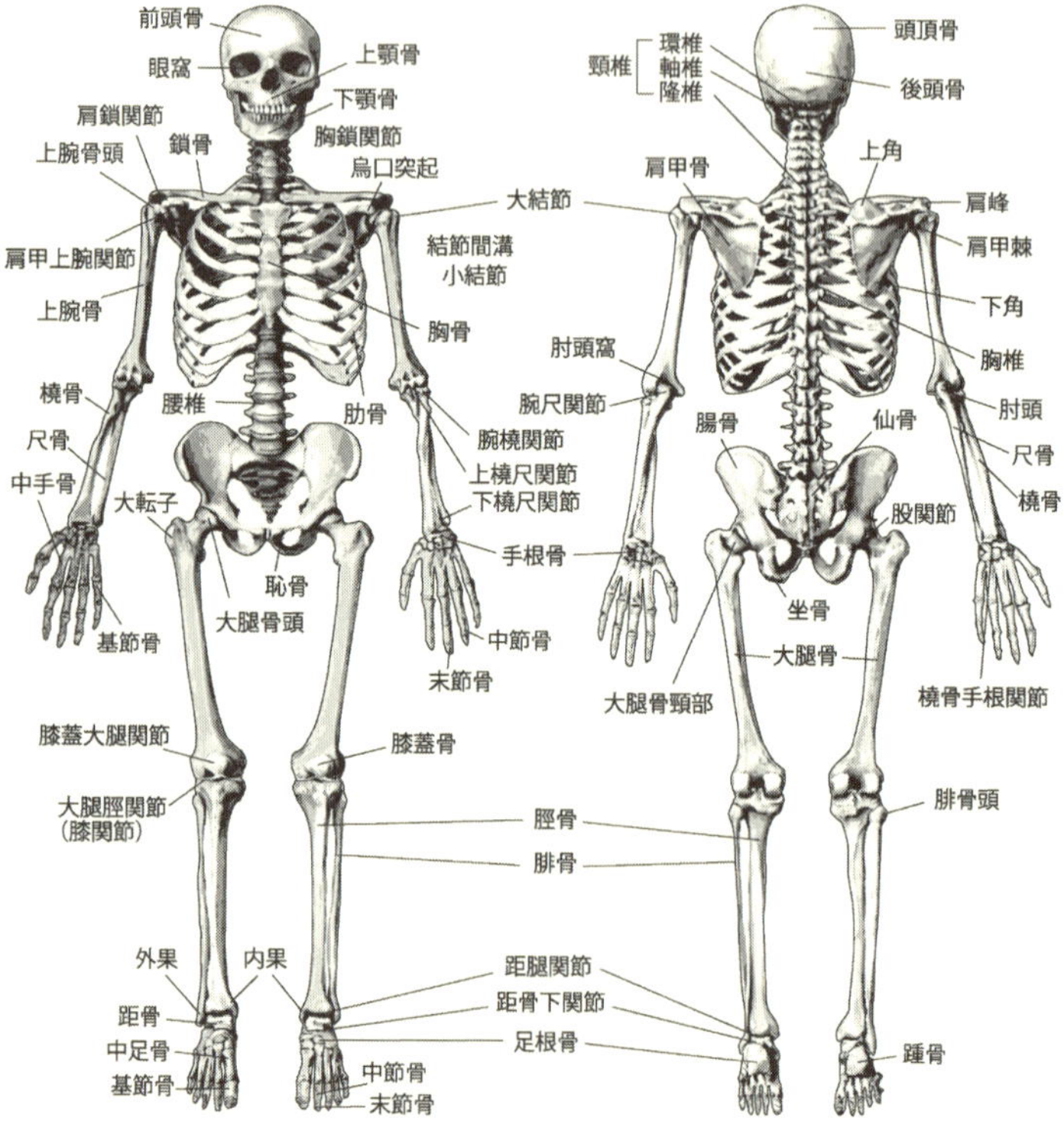
前頭骨
眼窩
上顎骨
下顎骨
胸鎖関節
肩鎖関節
鎖骨
上腕骨頭
烏口突起
大結節
結節間溝
小結節
肩甲上腕関節
上腕骨
胸骨
橈骨
腰椎
肋骨
腕橈関節
尺骨
上橈尺関節
中手骨
大転子
下橈尺関節
手根骨
恥骨
大腿骨頭
基節骨
中節骨
末節骨
膝蓋大腿関節
膝蓋骨
大腿脛関節
(膝関節)
脛骨
腓骨
外果
内果
距腿関節
距骨
距骨下関節
中足骨
足根骨
基節骨
中節骨
末節骨
頸椎
環椎
軸椎
隆椎
頭頂骨
後頭骨
上角
肩甲骨
肩峰
肩甲棘
下角
胸椎
肘頭窩
腕尺関節
肘頭
腸骨
仙骨
尺骨
橈骨
股関節
坐骨
大腿骨
大腿骨頸部
橈骨手根関節
腓骨頭
踵骨

● 付録2 ●

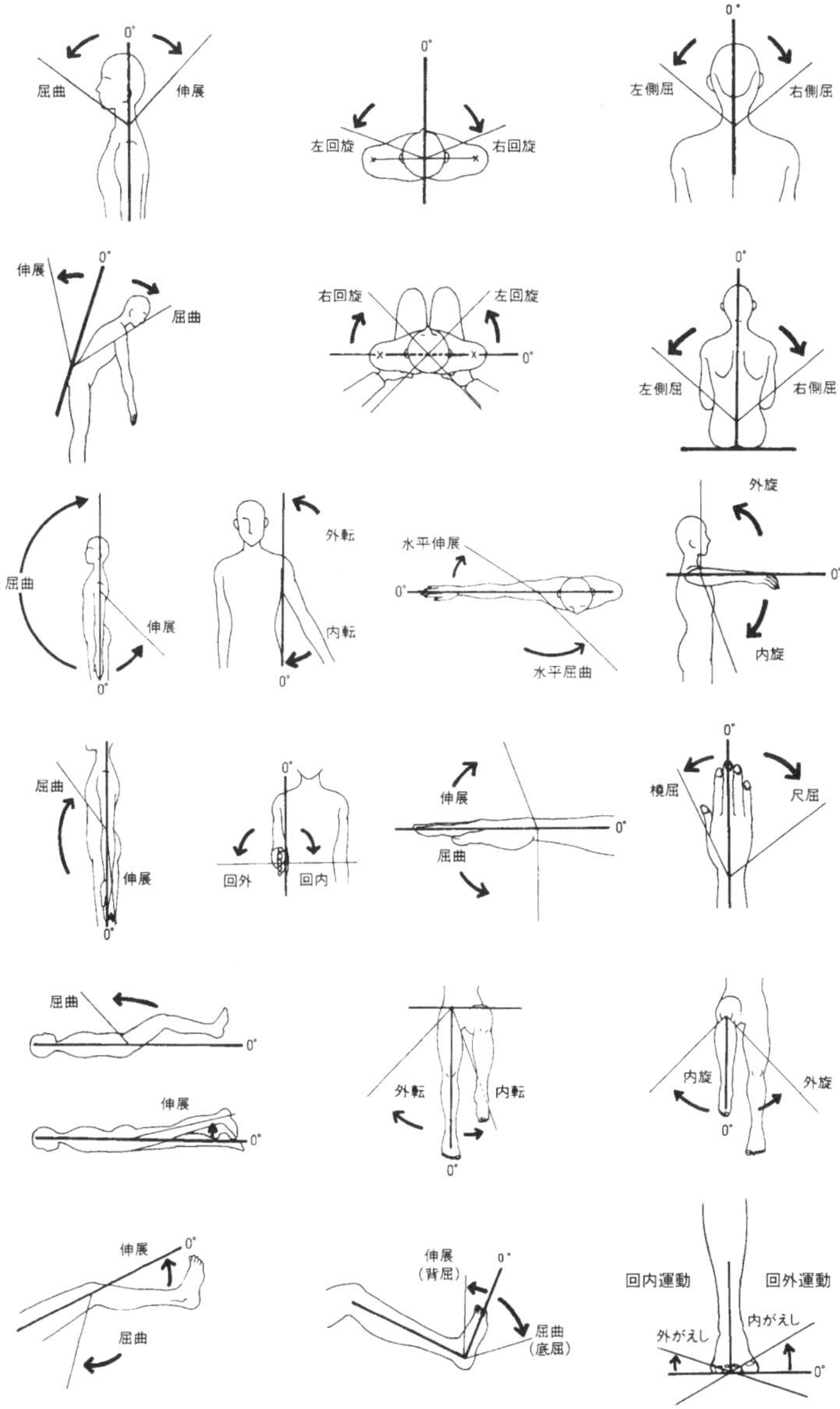

（日本整形外科学会／日本リハビリテーション医学会「関係可動域表示ならびに測定法」リハ医学32（4）1995：207—217）

採録した絵画・彫刻・仏像について

1）人体骨格（東京藝術大学所蔵）

旭玉山（一八四三―一九二三）による彫刻である。旭は西洋の解剖学を学び、象牙を材料として骸骨の彫刻を得意とした。「人体骨格」は本著のテーマにぴったりと合った作品であり、正確で細密な彫が冴えている。「全てをさらけ出した人間はどのように見えるのであろうか」、作者にそう問われているように感じる。

2）或日の少女（東京藝術大学所蔵）

橋本平八（一八九七―一九三五）による木彫（彩色）。橋本は伊勢に生まれ、郷里の彫刻家である三宅正直に師事。小学校の代用教員を経て、一九一九年に上京、翌年佐藤朝山の弟子となる。1927年に日本美術院同人となるも、脳出血のため三八歳で早逝。本作品は少女が正坐し、静かに合掌している姿を映しだしたものである。無垢なこころで何を祈っているのであろうか。母親の病気を心配し、早期の快復を祈っているのであろうか。色々な情景が次々と頭に浮かび、なぜか観ている者の心を穏やかにする秀逸な作品である。

3）釈迦牟尼苦行像（パキスタン　ラホール博物館）

この像（クシャーナ朝時代、四〇－二五〇年頃）はシクリ出土でガンダーラ彫刻の最高傑作といわれている。釈迦牟尼が六年間続けた断食苦行の姿を写実的に彫っている。やせ細った体に苦行の凄まじさを感じさせられるが、それでもなお凛々しい姿に釈迦牟尼の高貴な精神性を感じさせる像である。

4）土偶－縄文のヴィーナス（茅野市尖石縄文考古館所蔵）

縄文時代（前三〇〇〇－前二〇〇〇）の像とされる。豊穣や安産祈願のためにつくられたと思われ、そのふくよかな肢体はヒトの特徴を顕著に表現している。

5）足芸（碌山美術館所蔵）

戸張孤雁（一八八二－一九二七）によるブロンズ像。戸張は東京日本橋に生まれる。一九一九年に日本美術院同人となる。荻原守衛、中原悌二郎らと親交が厚かった。玉乗りや足芸などの曲芸を好んで題材とした。

本作品は、仰向けに寝て樽を回す足芸のダイナミックな動きを、写実的であるよりも流れるようなラインで表現している。

6）夏夕《かゆう》（足立美術館［島根県安来市］所蔵）

橋本関雪（一八八三－一九四五）による日本画（絹本墨画淡彩）。橋本は神戸に生まれ、後に京都に出て竹内栖鳳の主宰する竹杖会に参加する。その後、独自の道を歩み、動物画には名作が多い。

本作の妖艶な白狐の右前足はあたかも人の手のように内にかえる。少しつり上がった瞳とそのしぐさから、観る人には仏の化身であるかのようにも映り、気品の漂う作品である。

7）解剖手稿―胸部の筋（ウィンザー城王室図書館蔵）

レオナルド・ダ・ヴィンチ（一四五二―一五一九）による解剖手稿の一部。ダ・ヴィンチはフィレンツェ近郊のヴィンチ村に生まれ、十七歳でフィレンツェに移住する。ダ・ヴィンチの解剖学に基づいた絵画描写はあまりにも有名であり、あらためて解説する必要がないほどである。ここでも、大胸筋が精緻に描かれている。

8）風神図　二曲一双のうち、向かって右隻（遠山記念館所蔵）

安田靫彦（一八八四―一九七八）による日本画。安田は東京に生まれる。本名、新三郎。十四歳のときに小堀鞆音に入門する。年少にして頭角を現し、良寛の書に影響を受ける。昭和十九年に東京美術学校教授に就任し、昭和二三年には文化勲章を受章した。昭和三三年、日本美術院の初代理事長に就任し、横山大観なきあと美術院の中心となった。

本作品は、俵屋宗達の風神雷神図とは趣を異にし、少年が天を翔るように描かれており、力強さよりも春の爽やかな風を印象付けるものである。両手を広げて風と共にかける姿は、少年の心のように自由で伸びやかであり、生命の躍動感を発してしるのは、ヒトの特徴を存分に表現しているからであろうか。

9）唄える女（東京国立近代美術館所蔵）

戸張孤雁によるブロンズ像。本作品は若き女性が仕事の合間にふと歌を口ずさんだかのような印象を受ける。背中を少し丸めて力を抜き、疲れた肩を伸ばすかのように首を右に傾けながら、手をお尻にまわしている。自然にとれるしぐさに人間らしさを感じる作品である。

10）本山慈恩寺十二神将像、戌神像（本山慈恩寺）

慶派による鎌倉時代の作品。東北地方にある寺院に祀られているもので、その筋肉の力強い表現は精緻である。また、今にも腕を振り下ろさんばかりの迫力は見るものを圧倒している。

11）活人箭《かつじんせん》（井原市立田中美術館所蔵）

平櫛田中（一八七二－一九七九）による木彫。平櫛は岡山県後月郡の田中家に長男として生まれる。満一〇七歳で亡くなるが、晩年まで精力的に創作活動したことは有名。田中は二二歳で彫刻家中谷省古に入門し、木彫の手ほどきを受ける。二四歳で大阪に出て本格的に彫刻を学び始め、二七歳の時に高村光雲を訪問して弟子の米原雲海らと親交を深める。四三歳（一九一四年）で日本美術院再興祈念展覧会に「禾山笑」など三品を出展し、日本美術院同人に推挙される（協力：平櫛弘子氏・以下平櫛田中作品も同様）。

この「活人箭」は晩年一九六八年（九七歳）のときの作品で、井原市立田中美術館開館のために製作されていたが未完となった。第一作は一九〇八年（三七歳）で製作され、イタリアにあるという。活人箭は禅語の「石翚、箭頭上に向かって人を求む」に発想したものであると本人が語っており、石翚和尚の放つ矢が、人を活かすためのものであるという。心に響く言葉の矢であろうか、それとも心を揺さぶる魂の響きあいなのであろうか。観るたびに色々なイマジネーションが湧いてくる作品である。

12）解剖手稿―上肢の筋（ウィンザー城王室図書館所蔵）

レオナルド・ダ・ヴィンチ（一四五二―一五一九）による解剖手稿の一部。上腕二頭筋の長頭と短頭が鮮明に描かれている。

13）砧《きぬた》（東京国立近代美術館所蔵）

新海竹蔵（一八九七―一九六八）による木彫の代表作。新海は山形に仏師新海宗松の長男として生まれる。一九二七年には日本美術院同人となった。

「砧」は女性の柔らかな手首の動きが自然であり、静寂のなかで作業している一瞬を表現している。特に持ち上げた右手の力みのない動きに、長時間の作業に耐えうる芯の強さを感じる（協力：新海竹介氏）。

14）腕（碌山美術館所蔵）

高村光太郎（一八八三―一九五六）による彫像。高村は東京で彫刻家高村光雲の長男として生まれる。東京美術学校に進学し、二一歳でロダンの作品と出会い、強い影響を受ける。詩人としても知られ、特に「道程」、「智恵子抄」は多くの人に読まれている。

本作品は、何かを必死で捕まえようとしているのか、それとも感情の高ぶりを表現しているのであろうか。日常動作では普段見られない構えに、緊張感が漂う。筋の表現は写実的にというよりは、むしろ作者がこだわっていた彫刻に生命を吹き込むため、動きを表現しようと試みていることを感じる。また、対象物に触れ、摑み、触覚を大切にするのが彫刻家の本質の一つであると考えていた作者らしく、腕や手を造形し、生命を吹き込むことで、自身の芸術に対する想いを表現したと思われる。

15）老人像（井原市立田中美術館所蔵）

平櫛田中によるブロンズ像。この作品は長年「みの虫」とも呼ばれてきた。身近にある粗末なものを着て、静かに生きている姿を描いたものか。じっと掌を見る姿が、生きることの厳しさを感じさせる作品である。

16）烏《う》有《ゆう》先《せん》生《せい》像《ぞう》（東京藝術大学所蔵）

平櫛田中による木彫。烏有先生は、漢の司馬相如が設定した架空の人物。元々のモデルは、酒好きな人力車夫の田畑辰三であるという。田畑は旗本の次男として生まれ、剣道の達人で刀剣の鑑定にすぐれ、江戸幕府十五代将軍徳川慶喜に仕えていた。しかし、明治維新後、官吏になれず落ちぶれてしまった。田中はこの老人と親しく交際して人柄に惹かれ、彼をモデルとしていくつかの作品を残した。ところで、題を考えたがどうにも適当なものがなく、「いずく烏んぞ有らんや（何もない）」という意味で名づけたという。それにしても、高齢でありながら背筋のピンと伸びたその立ち姿は、風格を十分に漂わせており、剣道の達人であったことをうかがわせる。

17）踊るサテュロス（シチリア州立マザラ・デル・ヴァッロ　サテュロス博物館）

近年、イタリアのシチリア沖で発見されたギリシャ彫刻。漁船の網に偶然かかったもので、紀元前4世紀末、古典後期からヘレニズム初期への移行期に制作されたギリシャ美術の大傑作である。夢心地で空をかけているような自由さがあり、わずかに体を捻った流線型が見事である。身体運動をよく理解した作者の手によるものと思われる。

18）蔵王権現立像（金峯山寺《きんぷせんじ》）

吉野山にある修験道の総本山金峯山寺に祀られている像である。過去、現在、未来の三世を救済するために釈迦如来、千手観音菩薩、弥勒菩薩が姿を変えて現れた仮の姿であり、修験道の根本本尊である。蔵王堂に祀られる本尊の三体の蔵王権現像は三仏にそれぞれ対応している。

本像は金峯山寺の奥院であった安禅寺（明治時代に廃院）の旧本尊であり、これもまた高さ四五五・〇cmの巨像であり、その動きはダイナミックであり、踏み出そうとしている一瞬を捉えたかのようである。

19）**尋牛**《じんぎゅう》（井原市立田中美術館所蔵）

平櫛田中による木彫である。禅の悟道で、自らを探し求めて、ようやく自分を見つけ出すことを「十牛」に喩えて解説したもの。「尋牛」は自分を探しに発つ場面を示している。師である岡倉天心に激賞された作品である。

20）**善財童子**（別格　安倍文殊院）

大仏師快慶の作である。文殊菩薩の脇侍で、華厳経の教えの一つである「入法界品《にゅうほっかいぼん》」という修学の段階を具現化する存在である。文殊菩薩の説法を聞いて発心し、五十五所、五十三人の善知識（先生）を歴訪、最期に普賢菩薩に遭い、究極の悟りを完成したとされている。

本像は合掌したまま、急ぎ足で善知識を探し求めている姿を現しているかのようである。左右を見渡しながら、善知識の居る場所へ足を進め、時には軽やかに行く先を変えたのではないだろうか。

21）**女**（碌山美術館所蔵）

荻原守衛（号・碌山、一八七九―一九一〇）によるブロンズ像。荻原は長野県南安曇野郡に農家荻原勘六の五男として生まれる。二一歳で画家を志して上京し、二三歳で渡米。ロダンの作品と出会い、彫刻の道を志すようになった。また、高村光太郎、戸張孤雁との親交が厚かった。日本における近代彫刻の幕開けを告げたが、三二歳の若さで亡くなった。

背中で手を組み、天を仰ぐかの姿勢は信仰していたキリスト教の影響なのであろうか。体をわずかに捻り、眩しそうに天を仰ぐ仕草が、大いなる力の存在を暗示し、畏怖を感じさせる作品である。絶作となった本作品は碌山の代表作で、昭和四二年に国の重要文化財に指定されている。

22）花園の遊ぶ天女（東京藝術大学所蔵）

橋本平八による木彫。気づかれないように辺りを見渡しながら天女が花園でひとときを楽しんでいるかのよう。手を耳元へあてて、何を聞いているのだろうか。小鳥のさえずり、川を流れる水のせせらぎ、それとも膝を曲げて何かの物音にはっとした瞬間を表現しているのか。多くの情景が浮かんでくる秀作である。

23）布袋（井原市立田中美術館所蔵）

平櫛田中による木彫。布袋は九世紀から十世紀にかけて中国に存在した禅僧。日本では七福神の一人として信仰されている。古来、たっぷりとした姿態は幸せの象徴であった。何事も笑い飛ばすかのような豪快な姿に、見るものを幸せにする不思議な力を感じる。

24）老婦《ろうふ》袒裼《たんせき》（石井鶴三美術資料室所蔵）

石井鶴三（一八八七―一九七三）による石膏像。石井は東京に画家石井重賢の三男として生まれる。東京美術学校に入学後、彫塑部が新設され木彫部より移る。この年、第二回文展で荻原守衛の作品「文覚」と出会い影響を受ける。二九歳で日本美術院同人に推挙され、戸張孤雁、中原悌二郎らと研鑽を重ね、昭和十九年（五八歳）で東京美術学校彫刻科の教授に就任した。相撲を愛し、作品にも力士の像が多く、日本相撲協会の横綱審議会委員も務めた。

袒裼とは帯から上の衣服を脱いで肌を出すことをいう。背中を少し丸めながらも、きちんとした正坐。年輪を重ねた体に何をも受け入れる深みを感じる作品である。目を閉じて何を考えているのであろうか。遠い昔の思い出、若き日の情景、静かに佇む姿に生きることの重さを伝えている。

おわりに

ヒトから見ると他の動物の動きは、生存競争を勝ち抜いてきただけあって、それぞれに特徴があり、不思議に見えるかもしれません。しかし、他の動物から見るとヒトの動きは日常的な動作でさえ驚異の連続なのです。あまりにも普通のことで、何が優れているのか分からないかもしれませんが、身体運動学を学ぶと、その絶妙な仕組みに驚かされる毎日なのです。私はこの小冊子を「ヒトの動きにあらためて関心を寄せてほしい」というような気持ちで綴りました。学ぶ楽しさを感じてもらえれば、この上ない喜びです。

さて、本書では美術作品を数多く掲載しました。人間や動物のからだを見事に表現し、精神性までも写し出す多くの作品に、私自身、これまで心を奪われてきました。高村光太郎は芸術について、「生命をもたないものは芸術ではない。いのちを内に蔵さない作物は過去現在未来に亙《わた》っ決して芸術ではあり得ない。その代わり、いのちを内に持つものは悉《ことごと》く芸術である（生命の創造より）」と述べています。身体運動学の研究者も芸術家も共に身体に強い関心を持ち、その神秘性に惹かれているのでしょう。それゆえ、いのちを内に宿す素晴らしい美術作品を鑑賞しながら、その共通性を感じ取ってほしいと願いました。

最後に、本書の刊行にあたり北樹出版の福田千晶氏には大変お世話になりました。心よりお礼を申し上げます。また、本書で紹介した美術作品等の掲載に関してご理解いただきました多くの美術館、出版社、ならびに著作権所有者、写真家の皆様に深謝いたします。

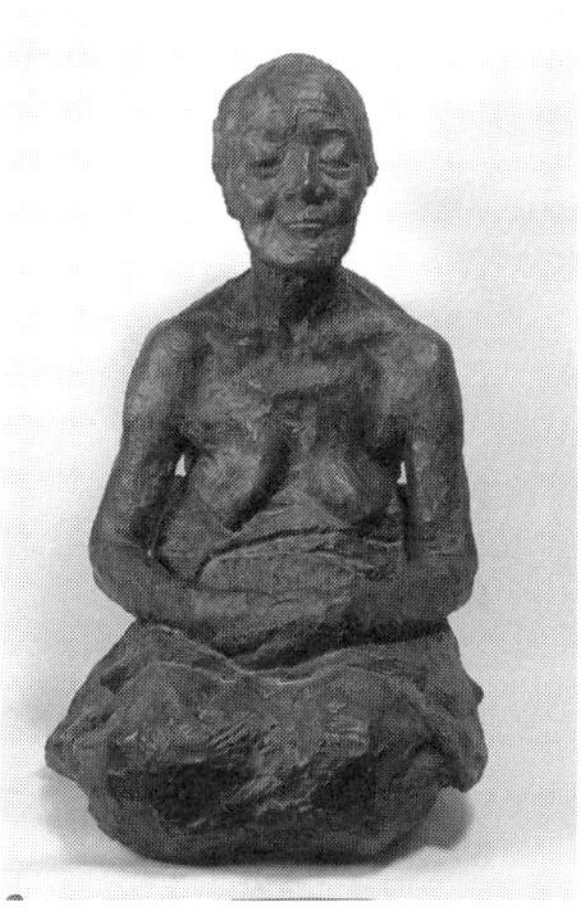

老婦袒裼

（石井鶴三作、石井鶴三美術資料室所蔵・写真提供、© Keibunsha,Ltd.2011/JAA1100130）

索　　引

な　行

は　行

ま・や行

ら・わ行

[著者略歴]

藤澤　宏幸（ふじさわ　ひろゆき）

1967年	北海道登別に生まれる
1988年	北海道大学医療技術短期大学部理学療法学科卒業　（理学療法士） 登別厚生年金病院
1990年	北海道大学医学部附属病院登別分院
1999年	室蘭工業大学大学院生産情報システム専攻修了　博士（工学） 東北文化学園大学医療福祉学部助教授
2006年	東北文化学園大学医療福祉学部教授 東北文化学園大学大学院健康社会システム研究科教授
専　門	身体運動学
主　著	計測法入門（共著）、協同医書出版、2001年 理学療法事典（共著）、医学書院、2006年 運動療法学―障害別アプローチの理論と実際（共著）、文光堂、2008年 観察による運動動作分析演習ノート（共著）、医歯薬出版、2009年 シンプル運動療法学シリーズ―運動学テキスト（共著）、南江堂、2010年 カウンセリング実践ハンドブック（共著）、丸善、2011年　など

ヒトはなぜ坐れるのか？

――比較形態学からみた身体運動と姿勢の再発見

2011年10月10日　初版第１刷発行
2018年９月10日　初版第３刷発行

著　者　藤　澤　宏　幸

発行者　木　村　哲　也

・定価はカバーに表示　　　印刷　シナノ印刷／製本　新里製本

発行所　株式会社 北　樹　出　版

http://www.hokuju.jp

〒153-0061　東京都目黒区中目黒1-2-6　電話（03）3715-1525（代表）

ISBN 978-4-7793-0304-3

（落丁・乱丁の場合はお取り替えします）